化学物質過敏症の原因と対策

藤田 良美

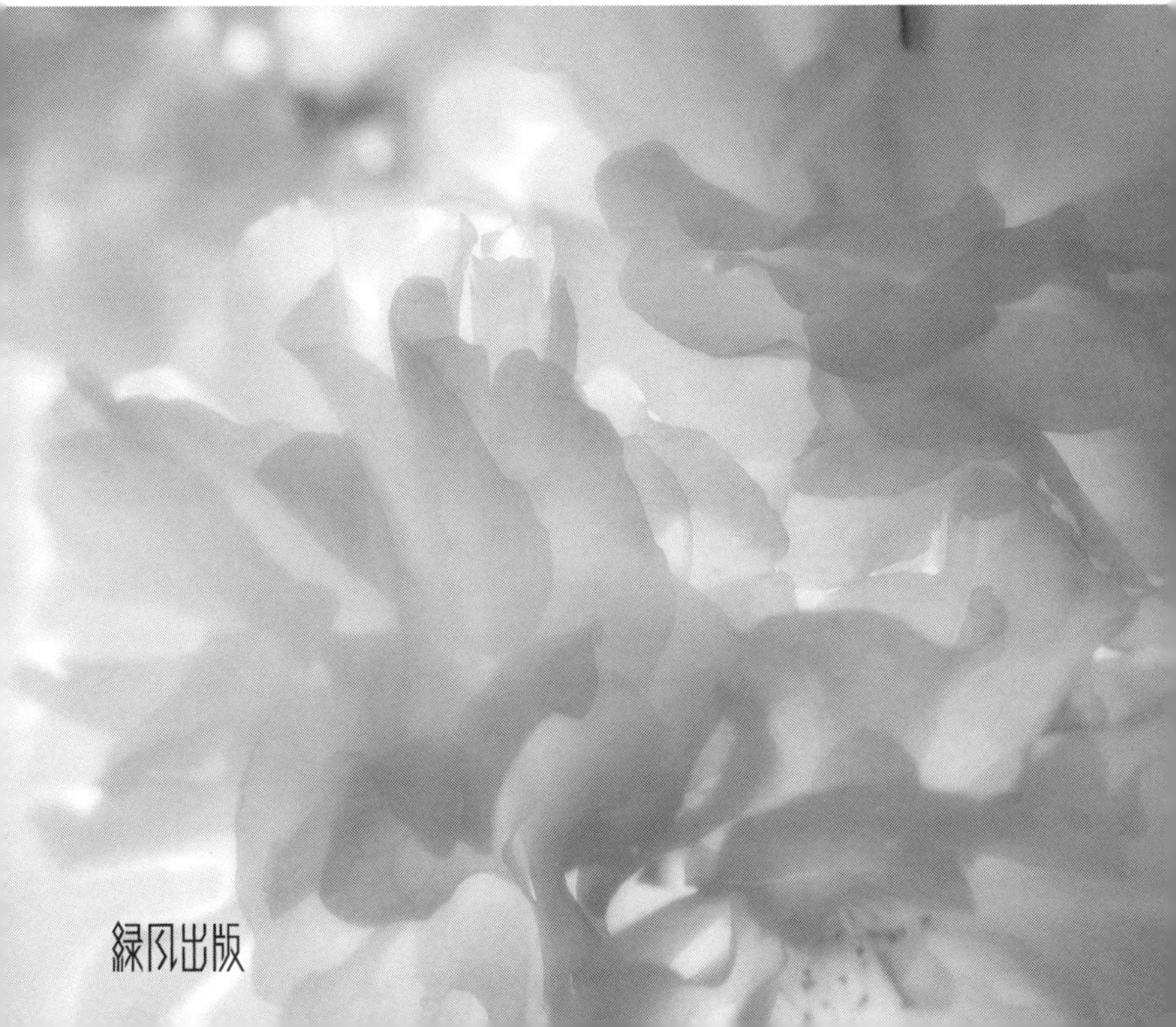

はじめに

二〇一二年からブログで食と環境汚染の問題や化学物質過敏症（以下ＣＳ）の記事を書いてきました。ブログ内容は、ＣＳの私とお客様の経験による情報です。長年に渡るブログ記事のため類似した内容が繰り返されますが、重複箇所は重要な情報です。

ブログを読んだ人やお店での会話で様々な質問をされるのですが、すでに調べてブログに書いたことがほとんどです。そのためコピーを取りお渡しすることが長年続いていました。ブログの記事の情報を探して拾うのに手間がかかるため、二〇二一年の夏にＣＳ情報だけはすぐに読めるようにブログの記事をＨＰに移しました。しかしＣＳの人は電磁波が苦手な人が多くパソコンを使わないため、記事にした情報をプリントして渡す作業を繰り返しています。今後は本を開いて情報を伝えあうことができるので便利になります。

オーガニックの専門店の経営を二〇一一年にスタートしてから、化学物質過敏症、電磁波過敏症、アトピー、ガン、その他の重篤な病気の方から多くの体験談を聞く貴重な機会を得ました。お客様から質問されたことを調べてきた結果、原因は同じで「汚染された食と環境」であることが明確になってきました。

経営を始めた時、私は社会人として大学院を数年前に修了した時でした。デザインの学会に研究発表をしましたが理想の成果が出ず、研究は無駄な活動だったのかと思っていました。しかし分野は違っても何かを調べていく方法は同じで、この時の苦労がオーガニック業務で役に立ちました。「汚染された食と環境」を自然食品店という現場を通して、この一二年間調べ続けてきました。食と環境の専門書を読むようになってから、環境ジャーナリスト等の本から多くの答えを見つけてきました。

農業と環境は表と裏、一九四〇年から始まった人工的な技術をベースとした「緑の革命」が、世界の土と人の体を農薬で汚染させて現代病注を広げました。この延長が世界で広がる遺伝子組み換えとゲノムの技術です。日本は米・野菜・卵の自給率は八〇~九〇%と高いのですが、果物・砂糖・肉・乳製品・魚介類は三四~五九%、小麦・大豆・油脂類は六~一三%と低いのです。自給率の問題から世界の食糧事情と関わらざるを得ないのですが、これは一般の生活者が利用するスーパーマーケットの世界の事情です。

日本の自然食品店（オーガニック店）で販売されている加工食品の基本は「無添加・遺伝子組み換えでない・放射能検査済、そしてできるだけ無農薬の原材料」、ほとんどが国産品で輸入品は少ないという良い特徴があります。製造の基本はスーパーマーケットのメーカーとは違いアレルギーの人が食べられる・使えるものを作っています。私の経営する小さなお店で扱う主となる食の、米・野菜・卵・ワラ納豆・豆腐・味噌・醤油・塩・糖類は九〇%が国産です。そして、農作物は自然栽培（無農薬・無肥料・固定種や在来種）を揃えています。腸環境を整える発酵食品の味噌は、全て希少な蔵付麹菌です。おいしく安全なオーガニックこそが本物の高級食品であることを、自信を持ってお伝えできます。

現在の日本では現代病の人が安全な食が欲しい、と希望されても全ての人を救うほどに量がありませんが、日本の自然食品のメーカーの利用者が増えれば必然的に規模が拡大されていきます。消費者が環境を考えて行動し安全でおいしい食の選択をすることにより、現代病の治療という無駄な時間と浪費はなくなります。

ＣＳを発症したお蔭で、私達の体は食べたものと環境で作られている、ということを学ぶことができました。

藤田　良美

参考

夫馬賢治『データでわかる二〇三〇年地球のすがた』日本経済新聞出版、二〇二〇年八月

注

現代病（環境病、ガン、心臓病、脳疾患、糖尿病、高血圧、皮膚疾患、生活習慣病、化学物質過敏症、多発性硬化病、等）

目次

化学物質過敏症の原因と対策

はじめに・3

第四章　化学物質、香害　99

第五章　住まい、電磁波、家電製品　129

第一章　化学物質過敏症の症状

症状

化学物質過敏症は多種類化学物質過敏症（ＭＣＳ）または化学物質過敏症（ＣＳ）と略称されていますが、ここではＣＳと病名を呼びます。ＣＳの症状とされるものは、粘膜刺激症状（目のチカチカ・涙・咳）、自律神経症状（寒気・頭痛）、神経症状（手足の震え・けいれん）、精神症状（集中力・思考力の減退、イライラ、うつ状態・不安）、不定愁訴（倦怠感・疲労感・筋肉痛・関節痛）、さらには下痢や嘔吐など全身に及びます。アトピー性皮膚炎や花粉症などの既存のアレルギー症状の悪化も見られます。ＣＳが訴える症状は多岐にわたり、反応の起こる身体部位も一定していません。

住宅内の揮発性有機化合が原因の一つとされるシックハウス症候群（以下ＳＨＳ）とは化学物質による健康被害という点で混同される場合がありますが、ＳＨＳは単一の疾病を示す用語ではなく「住宅に由来する様々な健康傷害の総称」とされるため、両者は異なった症状という説もあります。しかし私も今までお会いしてきた数人の人がシックハウスが原因でＳＨＳになり、その後リフォームでシックハウスの原因を取り除いても、様々な生活用品の化学物質に曝露《ばくろ》注し苦しむようになり、後にＣＳを発症しています。高知病院化学物質過敏症外来では、ＳＨＳからＣＳに進展したデータは六九・二％となっています（図表Ａ）。

また二〇一五年頃から同じ化学物質である、合成洗剤・柔軟剤、消臭剤、芳香剤、人工香水等が原因でＣＳを発症する人が出てきました。「香害《こうがい》」と呼ばれ、新しい公害として社会で認知が広がっています。

このように日常生活に溢れる様々な化学物質が原因でＣＳになり、多岐に渡るＣＳの自覚症状において唯一の共通点が「一般に無害とされているありふれた微量の化学物質に反応が起きる」ということです。

私は原因の一つが自宅一階事務所のシックハウスでした。ＣＳ歴が改善してから五年以上経った頃、発症前に多種類の化学物質に関わっていたことや長年の原因不明の症状がＣＳであったことを悟りました。災害や事故で突然大量の化学物質を浴びて瀕死の状態になったのではない限り、ＣＳの原因は複合的です。

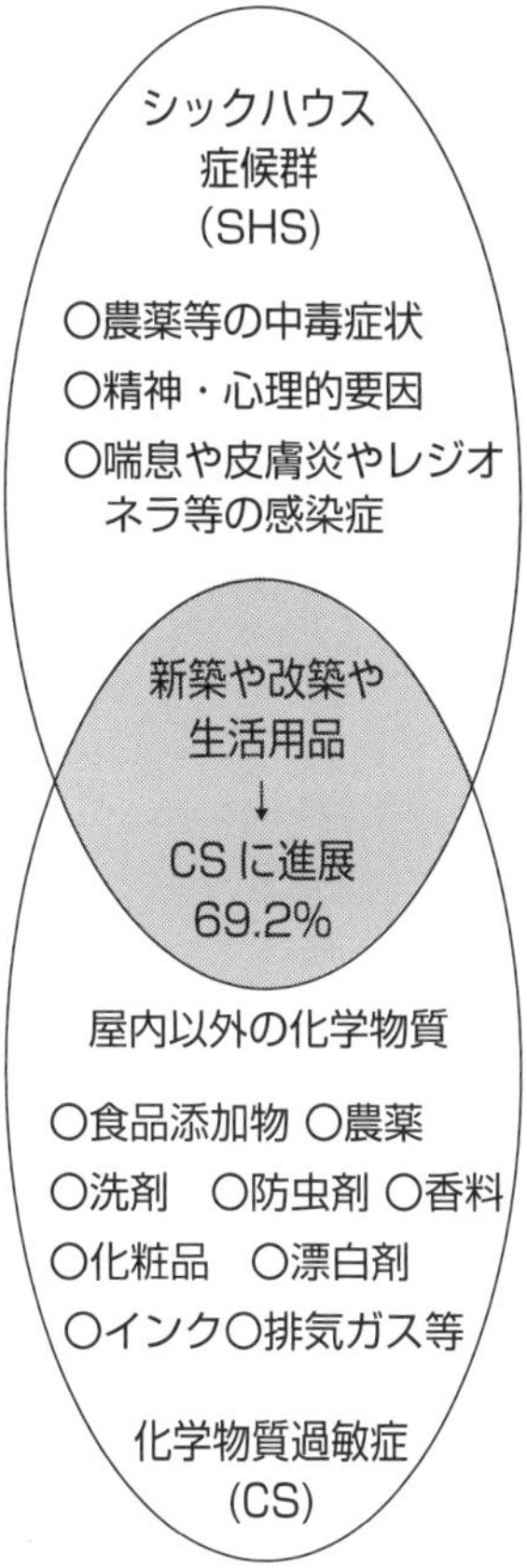

図表 A
シックハウス症候群と
化学物質過敏症

参考：小倉英郎『化学物質過敏症を見落とさないために』月刊保団連 2022 年 3 月 No.1366

作成：藤田良美

ＣＳ発症後のパニック状態で、発症のきっかけになった住宅物件や職場環境、受動喫煙に対して裁判を起こそうとする人に数多く会いました。私はまずは原因となる現場から逃げることを勧めています。ＣＳ発症のきっかけの場所から出て、体調が改善するまで待ってもらうと、ＣＳの原因が複合的であることが理解できるようになり泥沼裁判に関わらずに済むからです。

逃げることは弱いことではなく、体調を改善させなければ自分にも社会にも裁判にも勝つことはできない、という事を多くの失敗事例から伝えたいのです。二〇〇〇年頃から数多くのＣＳ裁判が起きていてネットでも資料を見ることができる時代です。体調が改善して自分自身を取り戻した後に冷静に検討することが得策です。

私は自然食品店を経営しながら二〇一七年より地元を主として「ＣＳの会」の活動もしていますが、私を含めてＣＳの人達が次の四つの方法で改善することができています。

1　化学物質と関わりのある食材は徹底して利用しないこと。スーパーマーケットの食品は化学物質に関わっているので利用しない、信頼できる自然食品店（オーガニック専門店）で揃えます。

2　家の中の化学物質（家具・洗剤・衣類・寝具等）が強いものは捨てる事。

3　家族の理解が得られない場合は、家を出る事。移転先は前が山か海などの自然に面している場所、移転先の建物は必ず自分で入ってニオイの確認をすること。

4　自宅を自然素材でリフォームをしても、個人差の問題があり一回で全ては解決しません。

もしリフォームが高額でしたら、すぐに決めないこと。住環境の変化により移転を余儀なくされることがあり、そこで一生過ごすと決めつけない方がよいのです。家を建てる、リフォームする、という高額支払いは一人の人間の人生において数回しかない機会です。

また環境だけが改善してもこの症状は改善しません。また環境は数年で変化します。CSを改善するには、環境と食の汚染、化学物質の知識を自ら得る事。そして、食品と生活用品を改善して住環境と職場を整える事です。

CS罹患率は、予備軍を含めて一〇～三〇%、治療が必要な重症患者は人口の一%～三%、日本では少なくても一〇〇万人は存在します。しかし、多数の医師はこの病気に関心がなく診療できる医師は限られています。このため、「更年期障害」「精神疾患」など、別の疾患として診断され「原因不明」として放置されている潜在患者が多数います。

最新情報の男女比（二〇二二年三月）については、高知病院化学物質過敏症外来受診の成人例（一六歳以上）三四九例の検討において、男女比は、女性が男性のほぼ五倍を占めます。しかし、小児のCSの男女比は差がほとんどありませんでした。小倉英郎医師の仮説によると、男児は成人までに軽快・治癒に至る症例が多いのかもしれない、とのことです。

参考
柳沢幸雄・石川哲・宮田幹夫『化学物質過敏症』一〇〇頁、文春新書、二〇〇二年
宮田幹夫（監修）水城まさみ・小倉英郎・乳井美和子（共著）『化学物質過敏症対策』八頁、緑風出版、

二〇二〇年
小倉英郎『化学物質過敏症を見落とさないために』月刊保団連、二〇二一年三月、№一三六六

注
曝露：食品添加物の摂取、汚染された空気を吸う、合成洗剤を皮膚から吸収するなど、化学物質と接触すること。

症状の個人差

ＣＳについてのドキュメンタリーや短い情報番組等がテレビやユーチューブで放映されるようになりました。ＣＳのパニック状態の場面を流されたのを見た時は、報道の影響力の怖さを感じました。この状態の時のことを「ヘラヘラ・ヘロヘロな時」とＣＳ同士で表現することが多いです。またＣＳが悪化している人で間違った判断で生活している状況の映像もあるので、ＣＳの正しい情報が伝わる過渡期のようです。

ＣＳについてネガティブなイメージが広がる印象を受ける映像は辛くなります。報道で取り上げられることにより制作者の一部間違った見解を見つけると、ＣＳであることを隠したくなります。またＣＳについて個人の経験から出した内容のＳＮＳや本と漫画は、ＣＳ症状の個人差によることから偏りがあり、それらにＣＳの家族が触れた時に不安になるようです。ＣＳ症状は個人差があるとはいえ、誰でもＣＳ以外の病気を持っているので、表現されていることは別の病気の症

状の内容である可能性もあります。ＣＳを発症してからせめて五年経過し、改善して経験を振り返るのであれば信頼性がある内容になります。

ＣＳに精通した医師や研究者の出版した本は信頼性がありますが、専門的になるため熟読ができない人が多い事も聞くので、自己流の間違った療法の人が少なくありません。

ＣＳが悪化してパニック状態の人と関わると、ＣＳは心療内科の病気だと誤診されてもおかしくないと思います。ＣＳという病気はないかもしれない、と不安になる時がありますが、ＣＳに精通した医師がこれらの状態になることがあると研究で認めています。私自身もＣＳ状態が悪化した時は、パニック状態・ヒステリック・落ち込み・怒りが抑えられない、そのような経験がありました。現在はそのような症状は少なくなり穏やかな精神状態のため、改善していると判断しています。

ＣＳが改善してから出なくなった二つの症状に「呼吸困難と便秘」があります。胸の苦しさ重さや呼吸困難の症状は多くのＣＳ患者が経験しているそうで、咳喘息の誤診が多いようです。腸環境が悪いのは全ての病気の人にありますが、私の場合は婦人病の持病もあり四〇年以上便秘の記憶があります。二〇一〇年から食生活を徹底して変えてからは腸環境がよくなり、別の臓器に変わったように改善しました。

ＣＳ医師が少ないため診察を受けていない人も多く、自称ＣＳの人達は自己診断で自己流の治療をしています。ＣＳ診断を受けた人でも、病院に通って治療することは少ないため自己流の治療になります。改善して元の生活に戻れた、という人は私の出会った中ではいません。

環境と食の汚染の原因は化学物質ですから、まずは化学物質とは何かを知ることが大切です。環境と食の汚染の実態を知らなければ、自分の生活する環境と食を変えなくてはならない理由がわからないからです。できる範囲で一部分しか変えない人が多いですが、両方を徹底して変えていかないと結果は出ません。さらに筋力を落とさない適度な運動を続けることは基本です。

店頭や配送でお付き合いしているCSの人で、徹底する方向に動いている人はCSの勉強に熱心な人が多く、そのような人は改善のスピードが早いです。私が伝えている改善方法を理解した人は、自分で安全な環境と食を揃えることができるようになっていきます。

最近、改善した人が増えてきたので、改善した人が自身のできる方法で伝える活動をして広げてくれるとよい、と考えています。私のように自然食品店を開く、SNSで伝える、CSの会を作る、環境活動団体に入る等です。

CSのブログ記事を書いている時、販売店という現場で独自の情報収集もしますが、裏付けや実証のためには本を参考にしています。CS専門書が少ないため、医師や化学物質の研究者の学術論文を参考にする時もあります。この本の知識はそれらから理解したことと、店頭と配送で交流のあるCSの人の経験談と自身の事例からまとめました。

化学物質を原材料とする洗剤の巨大有名メーカーには大きな力があり、広告業にとり大切なスポンサーでメディアを通して良いイメージを広げています。それは反自然のビジネスで、私たちの生活や環境にとっては良くないことです。それらの犠牲になっているのがＣＳの人であり、化学物質を主とする大企業にとってはＣＳの存在は不都合な真実です。

化学物質過敏症の自覚

週に一日徒歩で職場に通っています。朝はエネルギーがあるので、住宅街を歩いて漂ってくる生活のニオイは、それほど気になりません。仕事が終わった後の帰り道は、朝とニオイの反応が変化します。疲れて体が弱るため、家庭で使われている化学的な洗剤や香水のニオイが朝よりきつくなります。発症する前は、この症状が化学物質により起こることだと知りませんでした。誰でも夕方になると疲れが出てきて敏感になるのだろう、と軽く考えていました。

二〇一〇年からの徹底したオーガニック生活で、スーパーマーケットやドラッグストアのものは一切利用しなくなり体が倍動けるようになり、婦人病やアレルギーの症状やヘルペスも出なくなり、ＣＳ症状も楽になりました。

食べるもの・衣類やスキンケア・住環境を安全なものに変えて、定期的な運動をすることによって活動量が増えて病気が改善するのですから、自己経済効果は高くなります。病気にならなければ食について疑問を持たなかったかもしれません。

半年前に買った天然木の小さいボックスに一部接着剤が使われていたことが、一日部屋に入れてからわかりました。電話やメールで確認をしてから購入した商品でも、思わぬ落とし穴があるのでネット購入は失敗が多くなります。集合住宅に住んでいると難しいですが、安全と思われるものでも新しく買ったもので反応が起きたときは、外に干しておけるスペースが必須です。

普通の生活を続けて転がり落ちるように悪くなるCSの人を見てきましたが、悪化しないと自分がCSであることを自覚できない人が多いようです。

生活で使えないものは、石油系のスキンケア（毛染）や洗剤類、添加物、農薬や肥料、遺伝子組み換え、全ての薬や健康食品、サプリメント、新品の大型電化製品や家具、塩素除去していない水などです。行かない場所は、新築の家や建物・屋内の不特定多数の人が集まる場所・ドラッグストアやホームセンターや病院（用事があるときはマスクして短時間で）、美容院、レストランなどです。

しかし必要のある時は、美容院はカットだけで入店から出店まで一五分の滞在です。持病等で病院に行く時や、友人との会食は体調の良い時を選びます。不特定多数の人が座る場所に行く時は、椅子の下にアルミシートを敷きます。

現代病の原因

図表Bは、食の汚染について長年調べてきた結論の図で、CSは現代病の一つです。

○食品添加物で現代病になります

石油製品から化学合成された合成添加物と自然界の植物からの天然添加物の二種類があります。どちらも有害で二〇一四年の食品添加物の数は八〇三種類、現在も増え続けていいます。体内で分解されない。血管内で異物として体を巡るため、臓器が痛み、免疫やホルモンに異常がおきる、細胞の遺伝子は突然変異がおきます。

○抗生物質で現代病になります

抗生物質で生物の腸内細菌が壊れるため、病気を引き起こします。抗生物質の七割が家

結　論

スーパーマーケット・ドラッグストアは現代病の原因となる。信頼できる自然食品を利用する。

日常生活にある原因物質

○農薬・化学肥料・遺伝子組み換え種子

○添加物（食品、生活用品）

○遺伝子組み換え作物（GMO）、ゲノム食品

○合成洗剤　○化学物質

○抗生物質・薬・漢方薬サプリメントの常用

○放射能汚染　○電磁波

⬇

現代病（環境病）になる

ガン、心臓病、脳疾患、糖尿病、高血圧、皮膚疾患、化学物質過敏症、発達障害、多発性硬化症　他

図表Ｂ　現代病の原因と結論

作成：藤田良美

畜（牛・豚・鶏他）に使われていて、約三割が人です。抗生物質は感染症・髄膜炎・肺炎などにかかり、死にそうな症状のある人のためのもの。先進国では肺炎にかかると、死にそうでなくても使われています。デメリットは耐性があるため耐性菌に感染するリスクが高まること。耐性菌による病気は長引き、様々な有害な副作用があり、皮膚の発疹・下痢が起こります。イギリスでは抗生物質による感染症の死者が二〇〇七年で四〇〇〇人にもなります。抗生物質は命にかかわる症状の出ている人が使うもの、と覚えておくとよいです。

○薬・化学肥料で現代病になります

現在よく使われているネオニコチノイドという農薬は浸透性と残留性にすぐれているため、洗っても落ちません。作物の細胞に深く浸透する神経毒性がある農薬です。みつばちが大量死した原因です。人間にも有効な神経毒ですので、スーパーマーケットの慣行栽培の野菜は毎日神経毒を食べていることと同じです。さらに形を整えるための遺伝子組み換え種子ですから、ＧＭＯの弊害である「栄養価が低く、自然界に存在しない遺伝子配列のため体は異物と判断するので内臓に炎症が起こる」のです。これではダブルで体に負担がかかります。

○遺伝子組み換え作物（ＧＭＯ）で現代病になります

野菜の種は遺伝子組み換えが中心で、スーパーマーケットの多くの食品に使われています。大人より子供に影響が大きく、体は異物と判断するので内臓に炎症が起こります。そしてＧＭＯは栄養価がとても低く、食べ続けると腸に穴があきます。元々は農作物にくる害虫を駆除するために、虫がＧＭＯを食べると腸に穴が開き死ぬ作用を利用したのがスタート。遺伝子組み換えは農林水産省が大きく関わっているので、メディアで取り上げられることはありません。

○化学物質で現代病になります

化学物質とは、添加物全般・農薬・化学肥料・合成洗剤（マイクロカプセル問題）・抗菌剤・殺虫剤・香料・水道水・トリハロメタン・ダイオキシン・排ガス・有機化合物（塗料・インキ・接着剤・シンナー・ガソリン他）です。

○電磁波で現代病になります

特にガン・心の病気になるデータが多いです。浴び続けると中毒・麻痺症状、またはその反対の症状で過敏症になります。症状のない人も過敏症の人全ての人が、松果体《しょうかたい》（日照リズムをつくる・神経やホルモン分泌に関わる）に障害を受けます。

電磁波は原発問題と同じで、強硬的《きょうこうてき》にすすめられて隠される分野です。最上階のマンションの部屋や高級車は電磁波が高くなります。二〇二〇年から導入された５Ｇは電子レンジより強い電磁波で、周波数は現在の４Ｇの一〇〇倍。世界四二カ国の科学者が５Ｇ導入中止運動を続けています。二〇一七年一〇八カ国二七〇人の科学者が欧州連合に導入しないように求めています。導入先のアメリカとイギリスではすでに人の健康被害が起きています。胎児の影響が一番顕著です。国内では、現在のスマホでも携帯電話の基地局に住む人から健康被害が出ています。

○放射能汚染で現代病になります

福島駅から北に約一・五キロの信夫山《しのぶやま》の付近、法務合同庁舎前の「汚染土のう」の一時置き場には、福島第一原子力発電所事故の「除染」でかき集められた高濃度の汚染土の土のうが積み上げられています。二〇一七年六月現在、福島県で一八四名が小児甲状腺がんを発症していますが、放射能が原因と認められていません。

チェルノブイリでも同じで、原発事故から一〇年間認められていませんでした。チェルノブイリを事例とすると、認められたのは事故から一四年後でした。また、チェルノブイリでは原発事故から三〇年以上経ってから甲状腺がんを発症している人（当時子供だった人たち）もいます。また、広島と長崎の原子爆弾投下後では、一〇年後から甲状腺がんが増えたそうです。しかし、今回の福島第一原子力発電所事故では五年で甲状腺がんが増えてきていることは深刻です。これらの事実は、私が二五年以上活動を注目してきた「ＮＰＯ法人チェルノブイリへのかけはし」が発行した情報誌による報告です。

福島第一原子力発電所事故は日本ではネガティブな事故・天災とされているため、多くの事実が隠されています。国が関わっているため原発はなくなりません。遺伝子組み換え作物、電磁波、太陽光発電、風力発電、も同じです。

参考 ——————

アランナ・コリン『あなたの体は九割が細菌：微生物の生態系が崩れはじめた』河出文庫、二〇二〇年
近藤誠『がんより怖いがん治療』小学館、二〇一四年
船瀬俊介『ショック‼　やっぱりあぶない電磁波』花伝社、二〇二〇年
近藤誠『医者に殺されない四七の心得　必携版　医療と薬を遠ざけて、元気に、長生きする方法』アスコム、二〇一二年
ジャン・ポール・ジョー監督『世界が食べられなくなる日』二〇一二年、フランス
ジェフリー・M・スミス監督『遺伝子組み換えルーレット』二〇一二年、米国
広瀬隆『東京が壊滅する日』ダイヤモンド社、二〇一五年

脳の反応1

化学物質過敏症（以下CS）を発症すると、できる仕事、過ごせる環境が限られてきます。私は他にもやりたい仕事と活動がありますが、CSによる制限があり諦めています。CSのため仕事がなく困っている人や職場環境の問題で一日働くことができない、という人は多いのです。

CSが重症化・難治化すると心療内科の病気に移行することがあるのか、CSは心療内科とは無関係か、という長年の疑問があります。原因が化学物質で脳に影響を与えている、ということは確かですが、CSは現代病（環境病）であり心療内科とは違うと個人の経験値で考えています。

CSに限らず誰でも複数の持病がありますが、CS症状が精神疾患の症状に似ていることから、一部の精神疾患の人が自分の病気を認めたくなくてCSと自己診断している人がいます。そのよ

うな経験からCSの会では会員になる条件として、医師にCSと診断された人にしました。お店に通われている会の人は、小さなCS活動を自主的にされています。CSに関心を持つ知人友人にCSという病気がある事を伝える、私が長年書いているCSブログ記事にコメントを書いて情報共有をする、等が活動の一例です。

アレルギーやアトピー性皮膚炎になりにくい人が健康を害する化学物質を体内に多量に取り込むと、CS、血管障害、神経障害、精神障害、内分泌障害、発癌、発達障害になり、胎児期の化学物質曝露は広範性発達障害や注意欠如多動障害になるという資料（角田和彦医師）がありました。ですから精神障害を発症する可能性もあることになります。CSを悪化させて神経や精神障害の症状を出している人は確かに周りでいるので、発症した人は化学物質を入れてはいけない、ということは確かです。

「CSが重症化・難治化すると心療内科の病気に移行することがあるのか、CSは心療内科とは無関係か」この答えに近い四つの記述が、宮田幹夫（監修）『化学物質過敏症対策』に書かれていました。

1　話の流れに一貫性があり、コミュニケーションがとれる→精神疾患ではない。
2　被害妄想的言動が多い→精神疾患である。
3　CS症状が悪化すると、元々ある精神疾患も悪化する→併発している。
4　二〇一四年に心療内科にて脳内に神経炎症が起こっていることが証明された症状が、中枢《ちゅうすう》過敏症《かびんしょう》→CS・線維筋痛症・慢性疲労症候群・うつ病・不安障害に症状がある。
中枢過敏症の概念も出てきているので「脳機能に影響を与える病気」であり、心療内科とも関わる研究結果が出ているようです。結論としては、CSは心療内科に一部関わることがある、ようです。CSだけの症状の人が悪化させることにより、精神疾患になるかどうか、は明確な答えがありません。

私の場合は動けないようなCS症状の時、解毒の薬は使ったことがありません。なぜならCS症状で動けない時、それがCSであることを知らなかったからです。原因不明のため薬なしで安静にしていましたが、膝の筋力を落としてはいけない病気があるため、多少無理をしてジムトレーニングに行っていました。筋力を落とさないことは、CSに限らず現代病には良いことです。

また、サプリメントと解毒剤等の薬は重症時に一時期使うことは（苦しさから）理解ができますが、CSを改善するための補助として使い続けることは勧めません。CS症状の苦しさから漢方薬を使っていた人が、やめたことによりCS症状が緩和したケースがありました。長年使っていた漢方薬をやめた人はお店で三名いますが、毎週お会いしていましたがやめた後はずっと漢方薬の体臭がしていました。その経験から「漢方薬は体から出るのに時間がかかる」ということを実感しました。サプリメントは西洋薬や漢方と同じく一時的に効能がありますが、不自然なものですのでCSが常用するのは向かないと思います。

「どのような状況であっても薬を使ってはいけない」と判断するCSを診ている医師もいる一方、症状によりサプリメントや解毒剤を処方する医師もいますので、CS放浪している人は混乱すると思います。薬や漢方薬やサプリメントでCSが治るのであれば、そのような治療方法が主流になりますが、ならないということは治らないからと私は判断しています。

参考――――――

水城まさみ・小倉英郎・乳井美和子・宮田幹夫（監修）『化学物質過敏症対策』緑風出版、二〇二〇年

脳の反応2

長年CS症状のある人とのおつきあいの中で、私を含めてよくある症状として

○不眠。自然に近いもので自宅をリフォームしていても、現代の生活には必ず微量な化学物質があるため（家電製品や生活用品にはプラスチックが必ず使われている）反応する。家族が外から運んできた化学物質の刺激や屋外の環境の反応等により、熟睡ができない。

○便秘、下痢、頭痛、倦怠感、吐き気、めまい、ふらつき、耳鳴り、筋肉痛、皮膚炎、喘息、肩こり、蕁麻疹、湿疹、パニック等の症状。

○重症時は、記憶力の低下。服を着る、調理の順番、短期記憶ができない、等の日常習慣が困難になる、同じ話を繰り返す、話したことを忘れる。

○喉や口内の違和感。喉の痛み、口の中が不味い、飲食したときに舌のしびれが起こるなど。
○動悸、不整脈、循環障害の症状。
○生理不順、頻尿や尿失禁。
○ウツ状態。様々な意欲の低下、将来の不安、ネガティブな状態が多く悲観的。
○怒りや悲しみの感情が強くなる、感情のコントロールや臨機応変ができない。
○優柔不断。物事が決められない、どうどう巡りをして疲労困ぱいする。
○ほんの少しの勇気やエネルギーがでないため、簡単な用事が溜まっていく。大事な用事については恐怖になる。

CSの診断を受けていない人に比較的多いのですが「心療内科に近い」症状の方もいます。この判断は、統合失調症とうつ病がある友人との経験から感じていることです。重症者特有の症状なのか、判断がつかない次の状態の人はCS活動で協力してもらっている団体や会社にも迷惑がかかるため、注意しています。

CSの症状が一部含まれるが、CSではない可能性がある状態として、
○自分を正当化するための嘘が多い。家族と軋轢があるにも関わらず、家族の理解がある等の嘘を伝える。
○他人の好意がわからない。CSのための様々な手間のかかる手配や準備をしても、その行為に対して感謝の気持ちが持てず非難をする。要望を受けてもらえないと相手を攻撃す

る。
○シックハウスだと言うが、現場に行くとシックハウスではない。被害妄想がある。
○手続きができない。契約した内容の理解ができず、金銭トラブルを起こす。
○誹謗中傷。突然ヒステリックになり、相手を攻撃する。
環境も食事も変えずに、長年の間違った自己流CS治療でCSを悪化させている人が、急に電話をかけてくることがありますが、堂々巡りをしています。

またCSは自律神経が乱れるため、動悸や不整脈や過敏性腸症候群の症状が出ます。CSを知らない医師にそれらの病気の可能性があると言われて治療や検査を受けて、CS症状を明らかに悪化させた人をずいぶん見てきました。最終的には原因不明で終了するのです。同じくCSを知らない医師に検査入院を勧められて入院をした人は、CSを短期間で急激に悪化させていました。医療に関わると悪化するという結果であると、私は判断しています。

私もCSという病気を知らなかった時に、呼吸困難や腸環境の不調があったので循環器や消化器の障害があると思い検査を受けましたが、異常はありませんでした。原因不明の期間が長く、誤診で内科系の薬を飲んでいたこともあります。多くの検査を受けたことはCS症状を悪化させていました。

参考

水城まさみ・小倉英郎・乳井美和子・宮田幹夫（監修）『化学物質過敏症対策』緑風出版、二〇二〇年

疲労感

化学物質過敏症を発病する人はどのような体質の人か。環境と食の汚染が加速している現代社会では誰でも発症する可能性がありますが、化学物質を解毒する力が弱いと若い時に発症するようです。発病した人とお話ししていると、共通していることがいくつかありました。

子供の頃から疲れやすい、体が丈夫ではない、アレルギー疾患がある（アトピー、食物アレルギー、喘息、花粉症など）、人混みや大型スーパー、ドラッグストアやホームセンターに長時間いられない、電磁波に過敏、化学物質が多い生活環境にいる（建材、家電製品、工場、薬剤、等）、過剰医療を受けてきた。

親や身内から「子どもは元気が普通なのに疲れてどうするの、それでは世間で生活できない、鍛え方が足りない、悪いものを体に入れていけば免疫になる」と非難されて傷ついてきた共通点がありました。人混みに長時間いると具合が悪くなる、理由はわからないけれど空気やニオイに反応して気持ち悪くなる。それを伝えると我慢しろと叱られる、具合が悪いのに理不尽な反応です。誰もが自分を基準に人の状態を診断しますのでＣＳの人は寡黙になりがちで、人と関わるのが苦手になります。

二〇〇九年にＣＳが病気として認められて、年金を支払い就労している人でも障害年金がもらえるようになりました。年金受給の年齢になるとどちらかを選びます。

視覚・聴覚・味覚、パニック

蛍光灯が苦しい、というCSの人がいたため、調べました。化学物質のことで時々引用する『有害化学物質の話』（井田徹治、PHP研究所、二〇一二年）の本に、蛍光灯について水銀が含まれている、ということが書かれていました。蛍光灯は金属とガラスが原材料のようですが、水銀はどこにあるのかと思いましたら、蛍光灯の空間の中に水銀が入っているということ。先日、屋外に置いていた蛍光灯を割ってしまいましたが、外にでてしまった水銀は空中に出た、ということになります。

蛍光灯は、水銀の排出削減や、水銀汚染防止を目指す規制である「水俣条約」（二〇一七年一〇月）に「水銀使用製品産業廃棄物」に指定されていました。蛍光灯が苦しい、というのは当然で化学物質ですから反応するのです。普通の生活様式に取り巻く生活用品には化学物質が多く、『有害化学物質の話』を書いた井田徹治さんが伝えているように「現代人は化学物質のスープの中で生活している」という表現が当てはまります。

CSの人はホームセンターや家電店やドラッグストアに長時間いることができません。化学物質のニオイ問題だけではなく、照明の刺激が苦しいという症状もあります。また、LEDはブルーライト被害があり、ＬＥＤも蛍光灯も本数が多ければ化学物質も多くなります。その他大型店舗は、人と音楽の騒音で神経に触るので、その問題も無視できません。私はＣＳの症状から強い光が苦手なため、室内ではＬＥＤの照明やＰＣ・スマホから生じるブルーライトを軽減するブルーライトカット四〇％の眼鏡を使っています。

ＣＳの人との会話で私個人のデータになりますが、電磁波以外に人一倍「嗅覚・音・光」に敏感な人が多いです。視覚や聴覚などの感覚が生まれつき敏感で刺激を受けやすいＨＳＰ（ハイリー・センシティブ・パーソン）という症状がありますが、それに似た症状が認められることが、私を含めてＣＳを発症した人にあるようです。

スーパーマーケットを使用した一般的な食生活をしていた人がオーガニックの食生活をすると、さらに敏感になり一般の食品・生活品が苦しくなる、と証言されます。この状態が不安で、元の食生活に戻ろうとする人もいます。これは動物として本来の正しいアンテナを立てて安全性について追求していく人は、現代病が改善していきます。

ＣＳを発症すると、一般に使っているものが使えなくなります。多くの人が普通に使っているものは、人工的で自然からかけ離れたものばかりだからです。ＣＳはセンサーの役目があるだけではなく、壊し続けた自然界回帰のメッセンジャーであると思っています。

人はより自然に近い環境にいるべきです。夜が訪れたら電球をつけて、夜更かしはしないで早めに眠る。寝る前のテレビやスマホは神経を狂わせて不眠になるので、見ない習慣をつける。そして化学物質の知識を持ち、最低必要なものだけを化学に頼ることです。

ＣＳの人は人工の化学物質がない人里離れた山奥や人口密度の低い離島で生活をして、安全な食品を食べることにより発症前に近い体調に戻ることができますが、家族や友人や仕事を捨てなくてはならなくなります。重症化して動けなくなった人にはその方法しか残っていませんが、現実的にそのような環境に移動するには家族等の手助けが必要になるため実現することが難しくなります。私は今までの社会生活を保ちながらＣＳを改善してきましたが、数カ月間等の一定期間を人工化学物質がない離島か山奥の環境で安全なオーガニックの食生活をすることにより、体と心がどこまで回復して治るのか、試してみたいと思っています。

そして私の経験からですが、今までの生活を変えずにすむ範囲内で自然界の近くに住むことにより体調は整います。自然界の近くに、これが難しいことですが自身の都合に合っている体にやさしい環境は探せば見つかります。人が住んでいる場所でも、電磁波・香害・騒音の少ない所はあります。別荘地やリゾートマンションは、住んでいる人が少ないのでＣＳの人が過ごしやすい環境です。過疎化している環境にはメガソーラーや風力発電があるので注意が必要ですが、そのようなものがない所も探せばあります。

ＣＳはパニック状態になる人も多く見受けられますが、そのような状態の時はＣＳ症状が悪化している時です。パニック症状が出ている時は改善への過渡期のため、落ち着くまでは言動は避けます。化学物質を断ち切った状態のときに出る離脱症状のようです。またはその逆で、環境と食品の化学物質を体に入れ続けている時もパニック症状が出ます。そのようなパニック状態になる人とお店を通して数多く関わってきましたが、パニックは誰でも経験する症状です。そのような時は暴言が出て間違った行動力が出る時ですので、周りに迷惑をかけて自分の精神に負担をかけるだけですから静かに過ごすことをお勧めしています。

改善への過渡期の方は、それを乗り越えればその後は楽になりますが、化学物質を体に入れ続けて悪化させている人は精神を蝕んだり寝たきりになっているので注意が必要です。

「適応と離脱」と表現されているＣＳ医学用語があります。適応とは、化学物質を摂取しても生体が自律神経・免疫・ホルモンの働きにより今まで通りの安定状態を保とうとすることで、この状態では症状が収まり、一見治ったように見えます。離脱とは、適応状態のときに原因物質を除去するとかえって不快な症状が現れることで、このような適応と離脱という「二相性の反応」が現れるのが化学物質過敏症の特徴です。

参考

宮田幹夫『化学物質過敏症』六一頁、保健同人社、二〇〇一年

改善

ＣＳはそれぞれ症状に個人差があり生活の中の化学物質がなくならない限り改善しません。

男性に多いのですが食品の影響に関心が薄く、理解するのに時間がかかるようです。また女性でも環境と食品を改善せず、スキンケアと衣類だけをオーガニックに徹底する人がいます。

できるだけ一部の化学物質を排除するのでは結果がでないので、生活の中の全てを徹底して避けます。社会における経済活性化生活では化学物質の恩恵があるため、消えることはないのでCSが完治することはなく、一生、化学物質に注意して暮らさなくてはなりません。原因が化学物質であることが明確にわかっているのですから、排除することにより発症以前の生活に近い生活は可能です。

周囲の理解はゼロに近いので、理解のない環境からは抜け出すことです。私は理解のない知人友人でも大切にしていきたい人には、CSの話は避けるようになりました。初めは根気よく理解してもらうように長年努力をしました。しかし数々の失敗から学んだことは、相手がCSを理解できないことを受け入れることでした。

パソコンが使えるようでしたらツイッターやFBでCS情報交換の場が増えました。化学物質について専門性の高い人も発信しているので勉強になります。家族や知人友人にCSの理解をしてもらうことは不可能ですから、CS仲間がいる心地よい居場所が見つかると安心するものです。

化学物質に関わる環境と食品を徹底して排除することにより、体が改善すると心と生活も改善されていきます。主婦でしたら家事ができて家族に喜ばれ、仕事のキャリアのある人はまた労働ができるようになり、学生でしたら学業に戻り、仕事を退職された人は余暇を楽しむことができます。

私は安全な食品と環境を徹底したことによりＣＳが改善したこと以外にも、気がついたらよくなっていた症状や出なくなった持病が色々あります。

〇二年経過後、腸環境が改善した。髪と肌が一〇年前より状態がよく、風邪にかからなくなりました。インフルエンザにかかったことがありません。

〇一～二年経過後、花粉症は発症しなくなった。毎年専門医の最先端治療を一五年間にわたり受けてきたが、治りませんでした。食事を変えて花粉症が出なくなったことを主治医に伝えましたが、それに対する返答はなく話題を変えられました。

〇四年経過後に婦人病（子宮内膜症・子宮腺筋症・子宮筋腫・チョコレート嚢胞）は、年一度の検査で子宮と卵巣がきれいになっていると言われました。その後、全ての検診を受けることをやめました。やめてから、検診は体に負担がかかっていたことを実感しました。

〇五年経過後、ヘルペス・吹き出物・湿疹・蕁麻疹の症状がほとんど出なくなりました。

〇四年経過後、化学物質と電磁波に弱いため倦怠感が強く、週に二～三日しか労働ができない体調でしたが、現在は週五～六日間働いています。

手と足の踵の荒れを改善

ＣＳが改善されていない人は、季節を問わず手の荒れが重症のようです。また食器洗浄の時に手袋を使わない人が多いのですが、CSの状態が悪い人や体中肌が荒れている人は、天然ゴム手袋を使って食器洗いを勧めています。天然ゴム手袋が使えない人や手荒れのひどい人は、薄手のオーガニックコットンの手袋をしてからLサイズの手袋を使います。

野菜を洗ったり切ったりするとき、アカギレがひどいのでしたら治るまで薄い使い捨てのビニール手袋（使える場合）で調理をします。理由は、キズから洗浄剤（石けんや樹液洗剤であっても刺激物）が入るからです。CSの人にもそうでない人にも、手と踵は体の中でも吸収が低い場所ですが、傷口から入るのは体に負担がかかり良くありません。

また、食器洗いで洗浄剤を使うと微量ですが食器に残ります。石鹸の洗浄剤も口に入らないほうがよい物質です。樹液の洗浄剤「森と」でしたら安全です。

私は長年汚れを紙で取ってからお湯洗い、それでも汚れが落ちないときだけ泡のでない樹液の洗浄剤か液体の石けんで食器を洗っています。油汚れは洗う前に紙で落とすことによりほとんど落ちます。食器洗いの道具は、ヘチマたわしとヤシの実タワシの方が環境汚染の負荷が減るのでお勧めします。

食器の洗浄剤もメディア洗脳の傾向が強く、使わないと汚れが落ちないと思わされています。

足の踵の荒れがひどい人もいます、手も足の踵も入浴後に個人が使うことができるオーガニック馬油などをたっぷりつけて、オーガニックコットンの手袋と靴下をつけて就寝を勧めています。

もしオーガニックのオリーブオイルがあるようでしたら、保湿クリームの後に薄めにつけると効果が上がります。年齢と共に新陳代謝が衰えるため踵の角質層が硬くなりやすくなるので、週に二回は軽石などで踵の角質が厚くならないように整えます。

しかしこれは外ケアです。同時に長期戦ですが、体内ケアとしてオーガニック食生活で肌荒れは良くなります。私も昔は手足の荒れがひどかったのですが、オーガニック生活後は手足の荒れと唇の荒れがなくなりました。昔悩んでいた肌荒れ問題を忘れてしまうほどです。現在の私は、寒波厳しい季節は毎日外ケアをしますが、夏の間はケアをしなくても手足の荒れはなくなりました。

一〇年以上前は一年中リップクリームをつけていましたが、何年前から持たなくなったのか思い出せません。今はリップクリームを買わなくなり持ち歩くことはなくなりました。朝と晩に洗顔した後に（朝は水洗いだけ）顔に保湿クリームを塗るついでに唇にもクリームを塗りますが、それだけのケアで真冬も過ごせます。

オーガニック生活でよいことがあるため、個人の経済効果は上がります。オーガニックはコストが少し上がりますが、体がよくなり体の外側もきれいになる、そして心のバランスもとれるようになります。

経皮吸収についてですが、化学物質に対しては皮膚表面の皮脂膜と角質層が保護膜となりますが、脂溶性《しょうせい》の化学物質に対しては効果が弱くなります。一般に水や油に溶解しやすい合成界面活性剤（有害化学物質）ほど、皮膚吸収されやすくなります。合成界面活性剤は合成洗剤・化粧品・日用品に使用されています。

夏季は、毛のうの開口部が開き、侵入が容易になりますし、皮膚に傷などがあると吸収が多くなります。飲み薬は効くまでに時間が必要ですが、経皮吸収の薬は即効性があることから想像ができると思います。

引用――――――――――――
山下玲夜『図解経皮毒』日東書院、二〇〇六年

体は微生物の働き

オーガニック食生活になり、一〇年以上前の私の体で一番大きく変わったのが腸環境です。腸環境が改善してから一年の時と、それから一〇年後は明らかに大きな違いがあります。腸環境が変わってきてから二年位で数々のアレルギー症状が消えてきました。八年以上経つと、腸以外の臓器も変わってきていることを実感しています。

それが、体と関わる九割に近い微生物が起こしている、ということが調べていて解ってきました。きっかけは、疫学のアランコリン『あなたの体は九割が細菌：微生物の生態系が崩れはじめた』を読み「体は微生物の働きによる」という説を知ったからです。

一〇〇年前の食生活に戻ることで一〇〇年前に蔓延していなかった環境病・現代病である「ガン・アレルギー・糖尿病・高血圧・心臓病・腎臓病」等を克服できるのではないでしょうか。そ

の食生活が表現されている内容がオーガニックです。微生物を知ることで、オーガニック生活により体が変わったことの裏付けができるかもしれません。

マイクロバイオーム＝一〇〇兆個の微生物集団、一つの細胞でできている細菌、四四〇万個の遺伝子。マイクロバイオーター＝一〇〇兆個の微生物。微生物の四四〇万個の遺伝子は、二万一〇〇〇個の人の遺伝子と協力しながら私たちの体を動かしています。微生物には細菌以外にもウィルス、菌類、古細菌などがいて、人体にいる菌類の大半は酵母菌です。

日々の食生活でよく食べるものにより人の腸内細菌は違い、よく食べる食品のカロリーと栄養を吸収する微生物が腸内にいます。たとえば菜食主義の人が豚肉を食べた場合、豚肉のアミノ酸を分解するのに必要な微生物が充分存在していないため、カロリーと栄養素の吸収は悪い、ということです。スイーツが好きな砂糖中毒者は、毎日のように食べているため少し食べても人よりカロリー吸収が多いということになります。

二一世紀は予防接種、抗生物質、水質浄化、医療現場の衛生習慣で感染症を抑えこめるようになり、その代わりに過去六〇年間で二一世紀病がでてきました。花粉症、糖尿病、多発性硬化症、自閉症、アトピー、食物アレルギー、自己免疫疾患、消化器トラブル、心の病気、肥満、他です。

参考

アランナ・コリン『あなたの体は九割が細菌：微生物の生態系が崩れはじめた』河出書房新社、二〇二〇年

静養しない

間違った判断でCSを悪化させている人は多く、疲労感が強いので動くのが億劫《おっくう》になりますが、動いた方がよいのです。多くの人が別の病気を併用していますが、CS以外の持病が動いてはいけない病気でない限りは静養しない方が良いです。

CSの知識や情報ですが、SNSやネット情報は玉石混交のため信頼のできる書物を選んで学ぶことを勧めます。一般に知られていない病気のためCS専門書は少なく指南書はありません。食品と環境の汚染を知らなければ、それらを避ける生活をしなければいけない理由がわからないため、勉強する必要があります。ビタミン剤や解毒剤、民間療法等の対症療法はありますが、化学物質が存在する限り治らない病気です。改善するには、徹底して化学物質と関わらない食生活と環境を整えることにより一年〜三年の時間がかかります。

CSと化学物質について参考になる分かりやすい本として、柳沢幸雄・石川哲・宮田幹夫『化学物質過敏症』（文春新書）、宮田幹夫『化学物質過敏症』（保健同人社）、宮田幹夫（監修）水城まさみ・小倉英郎・乳井美和子（共著）『化学物質過敏症対策』（緑風出版）、水野玲子『知らずに食べていませんか？ネオニコチノイド』（高文研）、安田節子『食卓の危機』（三和書籍）、日本環境化学会『地球をめぐる不都合な物質』（講談社ブルーバックス）、井田徹治『有害化学物質の話』（PHPサイエンスワールド新書）、ジョン・ミッチェル『永遠の化学物質　水のＰＦＡＳ汚染』（岩波ブックレット）、三好基晴『危ない化学物質から身を守る』（ベストセラーズ）、足立和郎『化学物質過敏症の暮らしと住まい、どうすれば良いのか？』（緑風出版）をお勧めします。自身の病気の知識は個人で勉強して確立していくもので、王道はありません。

特にＣＳを長年診てきた宮田幹夫先生の二〇〇一年初版の『化学物質過敏症』は二〇年以上前の古い本ですが、ＣＳ治療の本として根本的に重要なことが書かれています。この当時、香害問題はありませんでしたが発症した人に必要な知識は変わっていません。香害が契機となりＣＳを発症した人も原因は香料だけではなく、長年の生活で無意識に有害化学物質と関わる生活をしてきたことに気づかされるはずです。ＣＳの原因は複合的です。この本をＣＳ発症した多くの人が読んでいないことに驚かされますが、是非読んでもらいたい一冊です。

私は二〇一〇年頃はＣＳを知らず、悪化させる生活をしていたことを後悔しています。現在は情報や民間団体が増えているため、ＣＳを発症した人は恵まれている環境と言えます。

私は二〇〇〇年頃、重度の子宮内膜症・子宮筋腫・子宮腺筋症・卵巣腫瘍、重度の花粉症でした。その婦人病がわかるまでＣＴ等の多くの検査を受けています。その後はＭＲＩ検査・手術・投薬の医療、最新の花粉症の手術も受けていました。この時代に過剰医療を受けていたこともＣＳになる原因の一つでした。

一九九〇年に反復性膝蓋骨脱臼《はんぷくせいしつがいこつだっきゅう》で右膝の手術もしています。その後左膝の手術を受ける必要がありましたが、足に筋力をつけて維持できれば手術は避けられるため、現在も筋力トレーニングを続けています。長年のジムトレーニングの習慣はCSにとりよいことでしたので、別の病気により身を守れました。CSの症状が強かった時は寝込みたかったのですが、膝が悪いためにジムトレを休めない理由がありました。

お店のCSのお客様で、寝込むことにより筋力を落としてCSの症状を悪化させた人を多数知っています。化学物質が体に入り苦しいのですから、それを出すには発汗と排泄のために軽い運動をした方がよいのです。強い運動をする必要はなく、有酸素運動か得意なスポーツの習慣を持つ努力をすることです。

長年、企業で運動選手をしてきた人で、怪我で運動を休むたびにCSが悪化することを聞いています。運動をして発汗している時は症状が軽いと言っていました。私もそれを実感しています。

第二章　安全な食品

発酵食品

発酵食品は腸環境によいので現代病と縁を切ることのできる食品の一つです。しかし、腸で活躍してくれる本物の発酵食品の販売は少ないです。スーパーマーケット等で販売されている大量生産の味噌や醤油や納豆等の発酵食品は、化学の力で作られていて蔵付麹菌《くらつきこうじきん》ではありません。

日本人の調味料・食材には発酵食品が多く、味噌・醤油・酢・納豆・ぬか漬け等です。自然食品店でも、蔵付麹菌の発酵食品は手に入りにくいです。

アレルギー・化学物質過敏症（CS）・重篤な病気の人は、化学処理していない発酵食品と栄養価の高い無農薬・無肥料の自然栽培の食材であれば誰でも食べられます。

私はアレルギー体質・花粉症・婦人病・CS・電磁波反応がありますが、スーパーマーケット利用をやめてからは、湿疹・ジンマシン・花粉症・婦人病は出なくなり、CS症状は緩和しています。

発酵食品であれば何でもよいのではなく「蔵付麹菌の発酵食品」を選ぶことです。無農薬野菜であればよいのではなく、無農薬で無肥料で自家採取の安全な種の栽培方法であることです。農作物に肥料（化学肥料・動物・魚介・有機肥料）を使うと化学物質が含まれる要素が増えます。肥料は土壌汚染と虫を発生させるため環境に負荷がかかります。

皆が普通に利用している一般の食生活の中に、現代病（環境病・生活習慣病）の原因があります。

参考
河名秀郎『ほんとの野菜は緑が薄い』日本経済新聞出版、二〇一〇年

安全な食品

一般人の食生活の中心となるスーパーマーケットにある食品の全てに、ＣＳの人が食べることを避けた方がよいものが入っています。自然食品（オーガニック）のメーカーを扱う仕事に携わるようになってから、スーパーマーケットは大量生産のために添加物や農薬等の合理的な材料を使わざるを得ないことがよくわかるようになりました。学生時代にスーパーマーケットでアルバイトをしていたので、自然食品とは規模と安全基準が全く違うことに驚きました。アレルギーの人が利用することができる原料の自然食品のメーカーは少数派が対象となるため、環境と安全性の厳しさは雲泥の差です。

白砂糖や塩化ナトリウムは、自然食品のメーカーでは食品添加物の扱いになります。合成の甘味料、着色料、調味料、酸化防止剤、保存料、発色剤、品質改良剤、結着剤、糊料《こりょう》、一括名表示の怖い添加物である乳化剤等、これらは自然食品のメーカーでは禁止の添加物類です。しかしこれらの有害添加物は、スーパーマーケットのメーカーのほとんどの加工食品に入っています。

食べてよい添加物はないので、添加物が入っていない食品を選ぶということが基本です。

添加物の怖さはどのような加工食品にも多種類入っていて、有害ではない添加物でも複数の添加物が混じると有害な添加物に変身してしまうことです。日本は添加物が最も多種類使われている国として世界でも有名です。有害な添加物として有名な「味の素」も、今では名前を変えて多くのヒット食品の中に使われています。添加物は薬ですから、中毒になり体も冷やします。

添加物を使う理由は、化学の力で旨味《うまみ》を感じさせてくれるため安上がり、添加物は中毒になるのでまた選んでもらえる、さらに食品の賞味期限が長くなる、そして暑さや湿度で腐らないように化学の力で止めてくれるからです。

農薬もよくないことは有名になりました。農薬は虫を殺すための毒ですから、農薬付の野菜は食べない方がよいに決まっています。野菜を選ぶのに注意する基準は「農薬・全ての肥料・遺伝子組み換え種子・ゲノム編集」でないものを選ぶことです。肥料は化学肥料だけがよくないと思っている人が多いのですが、家畜による動物性肥料や有機肥料などの配合肥料もよくありません。

農薬・肥料・遺伝子組み換え種子の三つが揃うと野菜が「早く育ち早く出荷できる、同じ大きさに育つので見た目もよく箱に揃えて入るため配送が楽、そして安く販売できるので消費者が喜ぶ」——大量栽培野菜には欠かせない条件です。

たとえば増尾清著『家庭でできる食品添加物・農薬を落とす方法』という本が出ていますが、添加物は簡単には落ちないし漬け置きしたときに栄養も流れ出ます。また、農薬は落ちません。日本では浸透力のあるネオニコチノイドの農薬が使用されているため、野菜の細胞に農薬が入り込んでいます。

簡単に農薬がとれるのであれば、苦労して農薬や肥料を使わずに農作物を栽培する人はいません。「たまにオーガニックのもの食べている」という人が多いのですが、どのような商品か聞くとスーパーマーケットの無添加と表示されている食品だそうです。それはオーガニックではなく無添加食品と呼びます。無添加の意味は、添加物は入っていないがその他の有害な農薬・肥料・遺伝子組み換え等は入っています。

オーガニックの意味は国により厳しさが違いますが、日本においてはオーガニック認証の種類が有機ＪＡＳ認証しかありません。野菜や加工食品に有機ＪＡＳマークがついていると、添加物・農薬・化学肥料・遺伝子組み換えが使われていない食品ですが、一部許可されている農薬があり完璧ではありません。有機ＪＡＳマークがついている野菜の正確な情報を知りたい場合は、栽培者に農薬・肥料・種子と放射能検査の有無を聞くことにより、安全性を知ることができます。

参考

山本弘人『たべるな。危ない添加物』リヨン社、二〇〇六年

日本のスーパーマーケットはオーガニックを取り組めない

病気の原因の一つはスーパーマーケットにある、ことが食の汚染について調べてきたことの現在の結論です。スーパーマーケットは、毎日の生活の基本になる場所、いろいろな商品が揃っていて楽しい場所です。しかし現代病の原因となる「添加物、農薬・化学肥料、遺伝子組み換え作物（GMO）、抗生物質（食肉に含まれる）、化学物質（魚に含まれる）」が食品に含まれています。

ガン、心臓病、脳疾患、糖尿病、高血圧、発達障害（自閉症・多動性障害・アスペルガー症候群、他）、皮膚疾患（アレルギー全般）、多発性硬化症、他これら現代に多い病気を、現代病、環境病、生活習慣病（日本）、欧米病（世界的）、二一世紀病（アメリカ）と呼びますが、この本では「現代病」と表現しています。

長年私が調べてきたオーガニックの分野のキーワードは、添加物、農薬・化学肥料、遺伝子組み換え作物（GMO）、抗生物質（薬・漢方薬他）、化学物質、電磁波、放射能汚染です。

現代病のある人はスーパーマーケットに行ってはいけない、というと「どこで買えばよいのか」と言われますが、オーガニック専門店・自然食品店に安全な食品類が揃っています。これらを利用することにより、安全な自然栽培や自然農法の農作物を栽培している農家も継続ができオーガニックの分野が成長することにより価格も下がります。

現在、大手スーパーマーケットが一部取り組んでいるオーガニックビジネスは、アレルギーや病気の人のためのオーガニックの取り組みができていません。アレルギーの人が使えない化学染料を使ったオーガニックコットンや、農薬と化学肥料を使わないが遺伝子組み換えの種子を使った農作物など、化学物質に反応する人やアレルギー重症者には使えないものになっています。

日本消費者連盟の「種苗に遺伝子操作の表示を求める署名」等、GMOとゲノム食品の反対運動の署名活動がある時は、店舗で署名を取っています。二〇一八年頃からGMOやゲノム編集食品を広げないために署名を取ってきましたが、残念なことに結果としてはGMOを消費者が知らないうちに食べさせられてしまう流れになりました。

二〇一三年と二〇一四年に「静岡県浜岡原子力発電所再稼働」の反対運動が活発になり店舗で数回署名を集めて、反対運動の団体に提出しましたが結果は却下されました（現在も再稼働反対運動は継続されています）。その時と同じ無力感ですが、何もしなければ事態はさらに悪化するのでゲノム編集食品は原発と同じ環境汚染問題と考えています。

また、地元の家族経営の安全な野菜を栽培する農家や、地産地消の安全な農作物を推進する民間団体から、GMOやゲノム食品や遺伝子組み換え種子の有害性を伝えるセミナー活動がある時には、協賛や後援することがあります。これらの活動は主として大量生産のスーパーマーケットに向けられています。

自然食品（オーガニック）のメーカーは、スーパーマーケットのメーカーとは違いＧＭＯは取り入れないことを基本としています。二〇二二年一〇月に自然食品のメーカー、オーサワジャパン㈱に電話取材、二〇二三年二月に営業主任に直接取材する機会がありましたが、ＧＭＯもゲノム食品も取り入れない方針で進められています。

二〇二三年四月より日本は「遺伝子組み換えでない」という表示をほとんどつけられない、という規制が始まります。手間をかけてＧＭＯでない食品を作っている生産者や自然食品・オーガニックのメーカーや販売店にとっては不利になります。

日本では大量に使われている小麦やお米に「遺伝子組み換えでない」という表示をすることは認められていません。ほとんどの食品がＧＭＯの疑いがあるのに「遺伝子組み換えでない」をつけてよいのは納豆や豆腐だけになっています。

スーパーマーケットにとりＧＭＯやゲノム食品は農薬と化学肥料と同様に、合理的で安価に多くの人達に供給ができる方法ですから、大量生産するためには積極的に取り入れられて当然なのです。一〇〇年前の手間がかかる安全な栽培や製造方法が守られているのは、少数派の自然食品やオーガニックのメーカーになります。日本は欧米と比較してオーガニックの価値や概念が二〇年以上遅れています。安全性より合理的で安価であることが求められるスーパーマーケットに、ＧＭＯやゲノム編集食品が使われることに反対することは困難です。スーパーマーケットは農薬・化学肥料・ＧＭを利用するからこそ、より多くの人に安価で供給ができる販売システムだからです。

ＧＭＯとゲノム食品を広げないように活動をしている消費者団体や安全な農作物の栽培者の多くが、自然食品（オーガニック）の利用者ではありません。自然食品の利用者であれば、自然食品の販売店においてはＧＭＯとゲノム食品は取り入れないことを知っていますから、自然食品のメーカーの規模を大きくすることに協力するはずです。

長年この仕事をしたことにより理解したことですが、安全な農作物の栽培者や自然派の加工食品の製造者は自然食品店に商品を納品しているですが、スーパーマーケットを主として利用していることで失敗を起こしています。自然食品店に主として納品するのであれば、この業界を共に拡大するための同志になり利用することにより、安全な農作物や加工食品が活性化することができます。しかしそうならないことにより、なかなか利用者が拡大していかないのです。

私は二〇一一年にオーガニック専門店を開いてからアメリカのオーガニック研修に定期的に参加していることもあり、日本とアメリカのオーガニックの規模が違いすぎることを現場で目の当たりにしてきました。そのため日本がオーガニック後進国であることを十分理解している観点から、今後はどのような方法で少数派の自然食品業界を多数派にするかが課題になっています。

そのようなことから、ＣＳの人は安全な食品や生活用品を得るためには、スーパーマーケットの利用をやめることを勧めています。

安全な農作物の選び方

安全な農作物は、無農薬、無肥料、種は固定種か在来種を自家採取している栽培方法です。この三つを確認できれば安全で、栽培方法は自然栽培または自然農法という方法で栽培されています。通常スーパーマーケットや朝市等では入手できません。もし直接農家から買うときは、安全な野菜の三原則（無農薬・無肥料・種は自家採取）を確認してから買います。さらに農作物の細胞の放射能検査済であることが理想ですが、小さな農園ではできません。

家畜の動物性の肥料は化学肥料以上に危険です。農作物の種が何かを聞いたら、わからないという答えの栽培者は安全な野菜への意識が低いので買うことは避けます。

CS患者を長年診ている三好基晴先生は、ガンの末期患者とCSの重症患者に食べられる野菜と米を色々と試した経験があります。その結果が、食べられることができた栽培方法は無農薬・無肥料の自然栽培だけだったそうです。

さらにCSの人は、自然栽培歴が五年以上の農作物、野菜の種は自家採取や在来種でないと食べられない。さらに、雑草が生えるのを防ぐ等が目的のビニールマルチ（土をポリエチレンのフィルムで被せて育てる方法）で育てた農作物は食べられなかったそうです。

現在の味噌は一〇〇年前の味噌の作り方とは違い、麹菌は純粋培養や薬剤処理をして作っています。大量生産が広がった時期に、麹菌を作る会社から麹菌を買って作る現在の味噌の作り方が一般的になりました。

人気の手づくり味噌も、麹菌を買ってきて作ると麹菌は純粋培養になります。添加物は入らない、安全な原材料を使う、ということについては安心できますが、本物の蔵付麹菌による味噌ではありません。もし純粋培養による麹菌ではなく蔵付麹菌と安全な大豆で味噌づくりをしても、一般家庭等の環境では空気中に化学物質や雑菌や香害の原料が舞っていて、それらの有害物質が味噌に入る可能性があるため安全とは言えません。

味噌づくりをする場所はとても重要で、名前の由来の通り、蔵付麹菌による味噌は、長年生き続けた蔵の中の麹菌と共に味噌作りのプロの知恵と、何百年も続くお蔵の環境により作ることができます。

また、昔からのお蔵で作られる発酵食品であれば安全、本物の麹菌だと思っている人が多いのですが、その認識も間違いです。何百年も前から生き続けているお蔵の菌による蔵付麹菌でつくる味噌が本物の味噌です。残念なことですが、このような手間暇と技術が必要となる昔からの味噌を作っている所は全国でも三カ所しかありません。さらに手に入りにくい自然栽培による原料でつくった蔵付麹菌の味噌となると一カ所になります。

また、お醤油も同じで、自然栽培の原材料による蔵付麹菌による醤油を作っている蔵も全国で三カ所しかありません。原材料にもこだわり、自然栽培の原材料で醤油を作る所は全国で一カ所です。つまり、味噌も醤油も安全な自然栽培の原材料と蔵付麹菌でつくっている所は各一カ所だけで、プライベートブランドとしてナチュラル・ハーモニー（https://naturalharmony.co.jp/）が作らせています。

おいしいのはもちろん、この味を知っている人は一九三三年以前に生まれている現在の九〇歳以降が多いようです。自然栽培が原材料の蔵付麹菌の味噌・醤油は、おいしく腸環境によいことはもちろん「発酵遺産」と呼ばれる希少なものです。この発酵遺産となる昔の蔵付麹菌を日本で一番初めに作ることに尽力したのが、三好基晴先生です。自然栽培の原料の蔵付麹菌であれば、重症なCSでも食べられることが調査結果で明確になりました。

野菜の選び方の基本は「農薬・化学肥料・遺伝子組み換えの種ではない野菜」を求める事で、この三つを聞かないと安全かどうかはわかりません。安全な栽培方法は「自然栽培、自然農法、有機栽培」ですが、これらの基準が行政で明確にされてない日本では栽培者に聞かないと安全性はわかりません。さらに放射能検査済であれば完璧ですが、小規模農家では農作物の放射能検査はしていません。農作物は主として四つの栽培方法になります。有機JAS認証のある有機栽培が安全であると思っている人が大多数ですが、そうではありません。

参考

三好基晴・河名秀郎『発酵遺産』四八～四九頁、花書院、二〇一六年

農作物の栽培方法

○自然栽培

無農薬・無肥料・自家採取の種。人間にも地球にも安全な未来の栽培方法。生命力のある野菜で、日持ちがよいのですが、栽培者が少ないため希少。大量生産はできない。

○自然農法

不耕起・不除草・無農薬・無肥料。種は書いていない場合は聞かないとわからない。栽培者により、肥料を与えることもある。炭素循環農法（肥料使用）をさすこともあるため、栽培者に「農薬・肥料・種」を確認してから利用すること。

○有機栽培

化学肥料・化学農薬を使用しないが肥料は使っている。無農薬のみをさしたり、広い意味をもつ。有機ＪＡＳマークがあるものは、約二一種類以上の安全な農薬が許可されているため、無農薬ではない。有機ＪＡＳマークがあり無農薬で栽培している所もあるので確認すること。ＧＭ（遺伝子組み換え）であることが多いが、肥料で関わる可能性もある。

○慣行栽培（一般栽培）

農薬・化学肥料・遺伝子組み換えの種でつくられた量産の農作物。マーケット・朝市・露地栽培・ファーマーズマーケットなどで、どこでもいつでも手に入る安価で便利な農作物。

安全な塩の選び方

安全がプラスされたおいしい塩は、塩の歴史と種類と製造工程の三つを理解することで選ぶことができます。安全でおいしい塩を選びたいのであれば「塩の公正マーク」（図表C参照）のあるものを選べば安全基準が保証されているので、一番簡単な選択です。

世界で作られる塩田のHPを見ましたがきれいない海で作られていることはどこも共通しています。しかし国により少し離れた場所に海洋汚染があったり、産業廃棄物などの埋め立て地があり山側が有害物質で汚染されていてそれが川や土壌を通して海水に流れこんでいたり、プラスチックゴミが多い国であったり、工程で衛生面に問題があったりします。

海外の海水で天日した巨大な塩の製造所では巨大な重機のシャベルを使います、小規模な塩田では人が裸足で入って作業をします。さらには世界中に降っている酸性雨やＰＭ２・５・黄砂、自然界から入り込むゴミがあります。

日本の海の精（株）（東京都新宿区西新宿七丁目二二‐九　ＴＥＬ〇三‐三二二七‐五六〇一　https://www.uminosei.com/）では、天日中に雨が降ると全ての天日途中の海水をタンクに入れて中断します。日本人らしい丁寧な塩の作り方は信頼と安心に繋がることです。また、海水塩なのでマイク

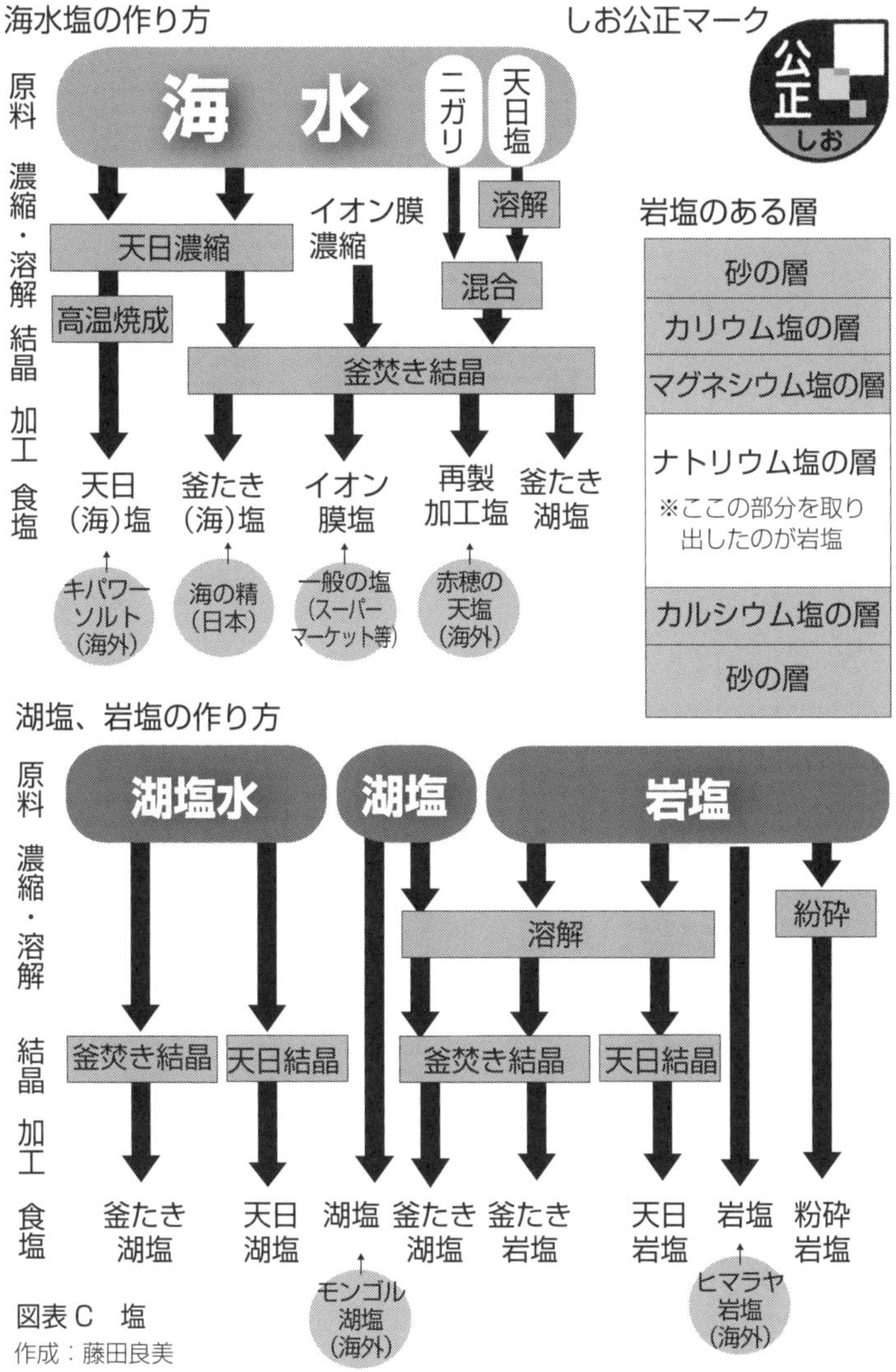
海水塩の作り方
原料
濃縮・溶解
結晶
加工
食塩
海　水
ニガリ
天日塩
溶解
イオン膜濃縮
天日濃縮
混合
高温焼成
釜焚き結晶
天日（海）塩
釜たき（海）塩
イオン膜塩
再製加工塩
釜たき湖塩
キパワーソルト（海外）
海の精（日本）
一般の塩（スーパーマーケット等）
赤穂の天塩（海外）
しお公正マーク
公正
しお
岩塩のある層
砂の層
カリウム塩の層
マグネシウム塩の層
ナトリウム塩の層
※ここの部分を取り出したのが岩塩
カルシウム塩の層
砂の層
湖塩、岩塩の作り方
原料
濃縮・溶解
結晶
加工
食塩
湖塩水
湖塩
岩塩
溶解
紛砕
釜焚き結晶
天日結晶
釜焚き結晶
天日結晶
釜たき湖塩
天日湖塩
湖塩
釜たき湖塩
釜たき岩塩
天日岩塩
岩塩
粉砕岩塩
モンゴル湖塩（海外）
ヒマラヤ岩塩（海外）

図表C　塩
作成：藤田良美

ロプラスチックについて確認をしました。マイクロプラスチックを通さないフィルターでろ過をしているとのことでした。

岩塩と湖塩は「木曾路物産（株）（岐阜県恵那市大井町二六九七‐一　TEL〇五七三‐二六‐一八〇五　https://www.kisojibussan.co.jp/）」を揃えているため、洗浄について電話で質問しました。現地の水道水で巨大な塩の塊を洗っているそうです。岩塩に溶解の工程が入ると海水や水道水などで溶かすという作業が入りますが、ヒマラヤ岩塩は溶解をしていません。太古の塩であることが特徴なのに、現在の物質が入り込んだら価値がなくなってしまうので安心しました。

湖塩はモンゴルの豊かな自然の中のもので、溶解の工程はありません。湖塩は屋外に出ている塩ですので、自然界のゴミ等が気になるかどうかは個人が選択することになります。

各国で製造された塩を仕入れて日本で販売することは誰でもできて、入国したときに検査なしで販売ができます。輸入塩を個人や会社が実店舗を通さずネットで販売している所も多く、ネットでは「ミネラル豊富、おいしい」等と広告をしています。私がそれらのネット販売の塩を調べると、オーガニック販売店では取り扱えない内容であることが多いのです。知識なしで広告コピーや画像のイメージでそれを買うことは消費者の責任となります。コロナ以降ネットで様々な商品を買うことが増えていますが、製造工程についての知識のないものは買わない方がよいことは、塩も同じです。

私の使っている塩は、自然食品店であれば扱っている塩です。輸入品の「赤穂の天日塩」や「天日湖塩」は一kg、四〇〇円位で買いやすいので、捨てる部分が多い時に使います。野菜を塩もみする時やパスタを茹でる時です。ぬか漬けや煮物や炒め物などお料理に振りかける時は、お料理の種類により海の精やきしお（一五〇g、五六〇円）か海の精あらしお（二四〇g、六〇〇円）、ヒマヤラ岩塩（二五〇g六〇〇円）を使います。

海水塩で色のついたのがありますが、「濃縮・溶解」の時に竹などを使ったりして、樹木の色がついたものです。海水は結晶すると白になるとのことです。岩塩のピンクソルトは鉄分です。

以前は、ぬか漬けの時は手頃な輸入品の天日塩をつかっていましたが、「海の精漬物塩（伝統海水）」を使ったら味がまろやかになりました。塩でお料理の風味が変わるのが楽しくなり、海水塩、岩塩、湖塩、山塩をお料理や材料の好みで使い分けをしています。

自然食品メーカーの商品を長年扱っているため、塩・味噌・醤油・農作物の安全とおいしさを追求してきましたが、手間がかかる一〇〇年前の製造方法や栽培方法に戻ることがキーワードです。

海の精（株）と木曾路物産（株）に電話による取材によりまとめました。

参考

ＮＰＯ法人日本食用塩研究会、食用塩公正取引協議会

砂糖、人工甘味料、安全な糖類

砂糖とは、サトウキビやサトウダイコンから、ファイバー、ビタミン、ミネラルを取り除いたショ糖（スクロール）のことです。ショ糖は、ブドウ糖と果糖からできている白い粉で純度一〇〇％の化学物質。砂糖には強い依存性があります。化学式は$C_{12}H_{22}O_{11}$、グルコースとフルクトースがグリコシド結合した二糖類。砂糖はうつをひきおこします。

これを調べた人は、テキサス大学のローレン・マランゲル教授。世界六カ国において、うつと一日一人当たりの砂糖の消費量の関係を研究しました。低血糖症は暴力を引き起こします。砂糖、アルコールは過剰摂取すると、イライラし怒るのです。低血糖症は、血糖が低い、血糖をコントロールできない状態です。糖尿病の一歩手前や糖尿病は血糖が高く、血糖をコントロールできない状態です。低血糖症と糖尿病は反対の状態ですが、血糖をコントロールできないという共通点があります。

血糖が低い状態のとき、血糖が下がる時、人はイライラし攻撃的になります。たまたまそこに人がいますと、喧嘩をはじめてしまいます。人体で起こっているのは、副腎からアドレナリンが大量に放出されるからです。

砂糖・アルコールを摂取した後に、人はこの状態になるのです。低血糖症になる原因は、砂糖やアルコールの摂取が多いとなる、ということです。加工されたジャガイモは、お砂糖より早く血糖を上げるので常食しない方がよいです。

有害な人工甘味料については、大手メーカーのスポーツ飲料は添加物と人工甘味料の宝庫です。水分を必要としている疲弊した体に有害な添加物を入れている、ということになります。カロリーオフ・カロリーゼロには、人工甘味料（合成甘味料）が入っています。

これらの人工甘味料は、清涼飲料水、乳飲料、菓子類、漬物、氷菓、アイスクリーム、ガム、ダイエット飲料などの原材料として使われています。人工甘味料アスパルテーム（アスパルテーム・L-フェニルアラニン化合物）は、一九八三年に使用が認められた、砂糖の一八〇〜二二〇倍の甘味を持つ合成の添加物です。発がん性が疑われていて、人が少量とるだけでも有害性が認められているため注意が必要です。

同じくアセスルファムKは、二〇〇〇年に使用が認められた砂糖の二〇〇倍の甘味を持つ合成の添加物です。非常に分解がされにくい物質で、分解されずに排出物に出てくるほど。動物実験では、肝臓障害や免疫力が低下する結果がでています。

隠れ添加物のことをキャリーオーバーと呼びます。たとえばエリスリトール（イモ類やトウモロコシなどのデンプン質から作られる、カロリーゼロの甘味料）のアレルギーのある人が、あんパンを食べてアレルギー症状が出ましたが、表示にはエリスリトールと書かれていませんでした。調べましたら、原材料表示欄に書かれた「あん」の中にエリスリトールが含まれていたそうです。このような事例をキャリーオーバーと言います。

安全な糖類は、オーガニックのメイプルシロップ・アガベシロップ・ココナッツシュガー・ラカン糖、もち米飴、玄米水飴、甜菜糖がおすすめです。甜菜糖は遺伝子組み換え（以下GM）が多いので要注意ですが、自然食品店やオーガニック専門店では遺伝子組み換えは扱わないため安心して買うことができます。スーパーマーケットのメーカーの甜菜糖の多くはGMですので、確認してから購入する必要があります。

参考

参考／生田哲『砂糖をやめればうつにならない』角川書店、二〇一二年

安全な油の選び方

安全な油とは、遺伝子組み換えでない無農薬国内産菜種油やゴマ油を使用して、玉締め法（圧搾法）一番搾りでつくられた油です。国内ではこれらの原材料が手に入りにくく、手間もかかるため大量生産はされていません。

スーパーマーケットでは主に二種類以上の植物油を混合して作られる調合サラダ油が販売されています。調合サラダ油の作り方の問題としては、多くの種類の植物油を薬品を使って抽出していることです。そのため自然食品では薬剤を使った調合のサラダ油は扱いません。また、成分の

問題では、リノール酸が多く含まれていることがあげられます。リノール酸は、血液を固まりやすくしたり、アレルギーを引き起こすエイコサノイドと呼ばれる一連のホルモンの原料となります。そのため、摂りすぎは血栓症やアレルギー疾患を引き起こす可能性があります。摂りすぎなければよいのですが一般によく売られて使われていることから、注意しないで外食をして、手軽なお惣菜を利用していると知らないうちに摂りすぎます。

手ごろな外食産業の食べ物には、サラダ油・サンフラワー油・大豆油などリノール酸を多く含む油が使われています。間違えの多いこととして、なたねの一品種であるキャノーラ種（カナダ原産等）で作られた油を「なたね油」だと思われている人が多いのですが、日本産のなたね油とは違います。キャノーラ油は品種改良されていて遺伝子組み換え（以下ＧＭ）の原料が多く、ＧＭの表示義務がないため不安要素の高い油です。

なたね油やオリーブ油やごま油やココナッツオイルがよい、と言われる理由の一つはオレイン酸が多く、酸化されにくいという性質があります。伝統的な玉締め法（圧搾法）一番搾りで、さらに原材料が安全な栽培方法の自然栽培等となると、スーパーマーケットでは販売されていません。圧搾法で原材料が慣行栽培（一般栽培）の農薬と化学肥料であれば、販売があるかもしれませんが、悪い油を摂取すると体に負荷がかかるので、ＣＳには自然食品店のメーカーがよいです。

マーガリンは、トランス脂肪酸です。トランス脂肪酸は化学的に処理されていて、自然界にはない物質です。マーガリンとショートニングがトランス脂肪酸です。

アメリカでは、マーガリンはプラスチック分子と似ているので、「プラスチック油」と呼ばれて警戒されています。安価なスナック菓子、大手ドーナッツメーカー、ファストフード店でよく使われている油です。

トランス脂肪酸は善玉コレステロールを減らし、悪玉コレステロールを増やします。そのため、心臓病のリスクを高めたり、老化を早めたり、ガンの原因となる活性酸素を大量に発生させます。脂肪として蓄積されやすいので肥満にもなります。さらに細胞の材料になるため、各種ホルモン分泌、神経伝達、老廃物処理、栄養素運搬、などの働きを狂わせてしまいます。

勧められるオイルとしては、加熱できない油ですが、麻の実油・えごま油・亜麻仁油（フラックスオイル）はオメガ3が多く含まれているので、脳に良い働きをしてくれます。安価で体によくないとされている油は、リノール酸（n‐六系脂肪酸）です。リノール酸の多い油は、植物性マーガリン、ソフトマーガリン、植物性ショートニング、紅花油・大豆やコーンのサラダ油、サフラワー油、ひまわり油などです。これらは、スーパーマーケットや外食産業で使われています。トランス脂肪酸はアメリカでは毒物で禁止されていますが、日本で人気のトランス脂肪酸マーガリンは、二〇一〇年頃まで学校給食で出されていました。

スーパーマーケットで売られている人気のあるジャンクフードは、どれもトランス脂肪酸がタップリです。一九七〇年前後の学校給食の原材料や添加物類は、アレルギー体質の人にはよくないものが多かったようです。私はその頃に学校給食を食べていて、残すと叱られる時代でした。

参考
山嶋哲盛『そのサラダ油が脳と体を壊してる』ダイナミックセラーズ出版、二〇一四年

お酒

今まで出会ったCSの人との会話による情報からですが、CSで一〇人に三〜四人の人は、「農薬と肥料を使った野菜、農薬や添加物の入った加工食品」に反応しています。CSに限らず農薬や添加物に対する反応は女性の方が敏感で、男性は農薬や添加物が入っていることがわからない人が多いようです。「食べた後に胃腸に反応、頭痛、腹痛、下痢、便秘、湿疹やジンマシン」の症状が出ています。私の場合はオーガニック食品を食べていなかった時代は「便秘、腹痛、湿疹やジンマシン」が頻繁に起きていました。一般の食品をやめてからは、それらは消えました。

お付き合いで一般の食品を食べると不自然な甘みや苦みを感じます。その他ソースなどの調味料は、昔懐かしい添加物の味がします。

私はお酒に弱く長年飲んでいても強くなりません。また、ワインも日本酒も飲むと頭痛がおきるので、体に合わないと思っていました。しかし、そうではないことを一〇年前に知りました。国産の無農薬・無添加（酸化防止剤なし）のワインや無農薬の自然酒を飲んだら、頭痛になりませ

んでした。頭痛の原因は、酸化防止剤や農薬でした。

食品もお酒も同じで過敏な人は農薬、添加物の入っているものには反応します。ＣＳを発症した人は反応しないからといって体に入れ続ければ、ＣＳは悪化します。

大手メーカーが販売している酸化防止剤不使用の日本産のワインはずいぶん増えましたが、飲んだ後に気持ち悪さが残るのは農薬の反応のようです。量産の大手の会社より小規模の老舗の蔵のワインの方がおいしいのは、製造過程での手間のかけかたの違いのようです。オーガニックの輸入ワイン（酸化防止剤不使用表示があるもの）は、何本か買いましたが、微量の酸化防止剤が入っていることが多く、私は反応します。酸化防止剤無添加と書いてあっても反応するので懲りてしまい、海外産のオーガニックワインは避けています。ネットで検索して調べた結果ですが、ヨーロッパでは微量の酸化防止剤を入れる工程があるようです。

○純米酒／米、米麹（私は米が無農薬または自然栽培のものしか利用しません）。

以下は添加物で作られている日本酒の表記です。

○本醸造酒／米、米麹、醸造用アルコール○普通酒／米、米麹、醸造用アルコール、糖類、酸味料、○合成酒／米、米麹は入れず、アルコールに糖類、有機酸、アミノ酸などを加えて、清酒のような風味にしたアルコール飲料のこと。

ビールは国産の無添加クラフトビールであれば気持ち悪くなりません。おいしく飲めるのは国産の「せきのいち」のオーガニック自然発酵ビールだけです。

参考
せきのいち　世嬉の一酒造株式会社　〒〇二一―〇八八五　岩手県一関市田村町五―四二　電話〇一九一―二一―一一四四　https：//sekinoichi.co.jp/

添加物はおいしい

二〇二〇年三月に発がん物質の食品添加物「臭素酸《しゅうそさん》カリウム」をヤマザキパンが食パン超芳醇に使うことを、堂々と発表しました。『ヤマザキパンはなぜカビないか』（渡辺雄二著、緑風出版）という本が好評のため、自然派・安全志向とは真逆方向を目指す心意気です。

食品添加物の記事はブログで多数書きましたが「食べてよい添加物などない」という明確な答えが、専門書と経験値での結果です。

食品添加物のおいしさを追求するメーカーのコンセプトは、私が働くオーガニックの概念の世界観とは大きくかけ離れています。大量生産を提供する大企業の経営方針に触れることは、異文化に触れるような驚きがあります。

結論として「おいしくなるのであれば世間で不評の食品添加物でも使う、ということがヤマザキの方針」ということです。食品添加物を使うことによりパンがよりおいしくなる、という科学の根拠を大切にしていることです。臭素酸カリウムは一九五三年から使われるようになりましたが、一九七〇年代に発がん性があるといわれて一部のパン屋さん（大企業・小規模）では使われなくなりました。ヤマザキパンは長年使い続けていましたが、二〇一四年になってから、国内の食品添加物製造会社が作るのをやめたため臭素酸カリウムの使用をお休みしていた、ということです。

食品添加物に舌が慣れている日本人のおいしさに答えるためパンの研究を続けた結果が臭素酸カリウムの再使用ということです。私のように食品添加物や農薬を食べると体が反応するという少数派がいるのですが、「添加物はおいしい」という大多数を対象とする会社です。

科学ジャーナリストがヤマザキパンの生産統括本部長に質問したところ「発酵が十分に効いて、しっとり香りのよいパンを客に届けたい。そのための努力を重ねるのみ」「科学的根拠に裏付けられたこと以上に強いものはない」ということを貫く考え方でした。つまり一般人の添加物に慣れた舌の「おいしい」という要望に応える、ということです。

原材料名が書かれた表示には臭素酸カリウムの食品添加物名は書いてありません。臭素酸カリウムは加工助剤として使われ最終製品には残留しないため、表示が免除されているからです。山崎パンＨＰに使用の理由などが情報提供されています。発がん物質の食品添加物である臭素酸カリウムは、同じような効果を持つ食品添加物のビタミンＣや酵素製剤よりも価格が高いそうです。

○臭素酸カリウム（食品添加物）について

パン生地改良剤（製パン改良剤）あるいは小麦粉処理剤と呼ばれる食品添加物です。パンを焼く時の生地に臭素酸カリウムを添加すると、小麦粉のたんぱく質に効果的に作用し、パンの品質（膨らみ方や食感）が向上します。

日本では厚労省（厚生省）が「使っても、残っていなければよい」としていますので、条件付きで認めている食品添加物です。アメリカでは安全使用量規定で認められています。EUでは一九九四年に「特定危険物質の販売・使用制限に関する理事会指令」の別表の発がん性物質のリストに臭素酸カリウムが掲載されました。そしてEU加盟国のほとんどは一九九七年までに使用を禁止、南米と中国では禁止しています。

参考
内閣府食品安全委員会ファクトシート「臭素酸カリウム」pdf（二〇〇七年）
https：//www.fsc.go.jp/sonota/factsheet-kbro.pdf
松永和紀「ヤマザキ」が〝発がん物質〟臭素酸カリウムの使用をわざわざ再開する理由、（株）ウェッジWEdgeONLINE、食の安全　常識・非常識、二〇二〇年三月十三日

無添加食品

CSが悪化している、または改善していない人は、無添加食品を避けた方が賢明です。無添加食品は添加物が入っていない、という意味であって、無農薬ではないため農薬と化学肥料を食べることになるからです。無添加食品は安全な食品が揃わないときに補助として利用するとよいで

す。発症した人は農薬・化学肥料・遺伝子組み換え食品・放射能検査なし、添加物の入った食品を食べない方がよいのです。自然食品店で扱うメーカーであればこれらが関わる可能性は低くなります。スーパーマーケットには、自然食品の取り扱いはほとんどありません。意識の高い所には一部扱いがあるかもしれませんが、安全性を求めるのであれば自然食品店を利用しましょう。

ＣＳが悪化している人に何を食べているのか聞くと、スーパーマーケットで販売されている無添加食品を食べていました。そして、野菜は弊社では取り扱わない有機野菜でした。取引しない野菜には理由があり、状態がよくないＣＳの人には自然栽培の農作物を勧めています。無農薬野菜、有機野菜、という栽培方法で販売されている農作物は、早く育つために肥料を与えていることがほとんどで、さらに固定種や在来種を自家採取した種で作っていないことが多く、遺伝子組み換えと関わります。

自然栽培歴の農作物はおいしく安全で、さらに日持ちします。畑は十五年以上経つと安定するため自然栽培歴が長い方がさらによいです。自然農法は栽培者により栽培方法が様々ですので、聞いてから購入します。安全な農作物を選ぶときに聞くことは、無農薬・無肥料・自家採取の種による栽培方法であるか、です。

こだわりのスーパーマーケットは添加物を少しでも避けたい健康な人に向いていて、現代病のある人には勧めません。ＣＳの人には、自然食品のメーカーの「ナチュラル・ハーモニー」「オーサワ」「ムソー」のプライベートブランドの加工食品・冷蔵品・冷凍品でしたら、ほとんどの人が食べることができます。原材料は無添加で自然栽培・無農薬・有機ＪＡＳのものが多いです。

安全な食品の基本的ですが、オーガニック食品が浸透していない日本では「有機栽培」と「有機ＪＡＳ認証」の表示の違いに戸惑います。「有機栽培」とは個人で伝えている事が多く、「有機ＪＡＳ認証」を指していないことがほとんどです。紛らわしいのですが「農薬は使っていない、安全」と伝えたい栽培者や製造者が「有機栽培」と表示することが多いようです。

「有機ＪＡＳ認証」は農林水産省に届け出を出してお金を払い許可を得た所に与えるマークです。有機ＪＡＳマークがあると堂々と安全性を誇示することができますが、一部の安全な農薬は許可されているので有機ＪＡＳは無農薬とは限りません。

「ナチュラル・ハーモニー」のプライベートブランド商品は原材料が全て自然栽培のため、現代病の重症者にお勧めしています。しかし種類が少ないため、全ての調味料と加工食品を揃えることはできないため、ないものは信頼のある自然食品のメーカーの「オーサワ」「ムソー」などのプライベートブランドを勧めます。プライベートブランド商品はそのメーカーが厳しい基準で作らせているため安全性が高いです。

飲料水

水については、個人の食べ物と生活環境を聞かないとお答えができないのですが、合う水がなくて放浪している人が多いようです。

現在の自身の経験で安全な水や食べ物を「これは使えない」とすぐに決めつけない方が良いと思います。体調は日々変化するため、時間が経つと使えることもあります。

湧水は難しいので勧めません。行政等が定期的に検査をして安全性を明確にしている歴史のある湧水であればよいかもしれません。農地・家畜施設・ゴミ埋め立て地が近いと有害物質の影響があり、温泉が近くにあったらヒ素やフッ素が出ます、鉱山があったら重金属類が出るのですから危険が多いことは想像ができると思います。わさびが自生するような環境の湧水でしたらよいかもしれません。湧水より常に検査をしているミネラルウォーターの方が安全と私は判断しています。

日本は原発事故がおきて山に放射能汚染が広がり、輸送の問題で日本全国に放射能は広がったことから、土壌の定期的な放射能汚染度の心配もあります。

盛土がある場所は土が汚染されているので、盛土問題も調べる必要があります。

また、山林地帯に多くの「ゴミ処理場」があります。自然栽培の農作物を長年栽培されていた方がこの問題で長年の農業を断念されているのですから、ゴミ処理場近くは住むことも危険地帯です。

ＣＳからよく聞く症状として、合わない水を飲むと違和感がある、舌がピリピリするそうです。下のピリピリ感は口腔の病気や別の病気の症状かもしれませんし、特定が難しいようです。

体調により症状は異なり、前日と当日に化学物質が行動した環境に出ていたり、化学物質を自宅で吸い込んでいたり、食べ物（添加物・農薬・放射能汚染食品）で摂取していた疑いもあります。飲んだ水による反応ではないかもしれません。体調の良い日、または数日後に同じ水を飲んでみても違和感があるようでしたら避けた方がよいかもしれません。

浄水器は高度なものは化学物質が出ます。活性炭が合う人が多いようですが、試飲して購入しても合わなかったということも聞きます。合わない場合でも改善することにより、数カ月後または一年後は使える人がいます。これは浄水器に限らずミネラルウォーターでもそうですし、日用品や家具でも食品でも同じです。自然由来のものでありながら使えなくても、半年後や一年後に使えることはよくありますので、安全性が認められている商品についてはその時の状態判断で物を処分しない方がよいです。

第三章　環境汚染

プラスチックゴミと過去の有害化学物質

お休みの日は海水歩行しながら遠州灘海岸のプラゴミ拾いをしています。台風の後の海岸は手に負えない量の生活用品が落ちています。海水を漂ったプラゴミは、海に入っていないプラゴミより有害な化学物質になります。微量ですが海水には一〇〇年近く工場排水や日常生活排水などで捨てられ続けた化学物質（残留性有機汚染物質）が溶けでていて、同じ石油からの合成であるプラゴミに吸着したり、魚介類に蓄積されたりします。同じ物質同志は相性がいいのでどんどん濃縮されます。

残留性有機汚染物質（ＰＯＰｓ）の代表的なポリ塩化ビフェニル（ＰＣＢ）は、固形の油であるプラスチックにどんどん吸収・濃縮されるのです。ＰＯＰｓは一九六〇年～一九七〇年まで大量消費されてきましたが、カネミ油症事件が起こりＰＣＢの有害性がわかり使用禁止になりました。多くの人が高度成長期時代の公害を忘れていますが、この時の汚染物質は消えてなくなったのではありません。これらの有害化学物質は現在も工業地帯の沿岸の海底堆積物中に定着しています。

ＰＣＢ濃度の高い地域は、アメリカ東海岸と西海岸、日本の東京湾と大阪湾、西ヨーロッパなどです。過去の公害物質が海水を漂い現在のプラゴミと結びついている、ということです。

そして海水を漂っていた発泡スチロールについている貝は、岩についた貝と比較にならないほどに有害生物になります。それを魚が食べ、その魚を人間が食べるという食物連鎖が起きています。魚介類は食べられなくなり海水浴もできなくなる日がいつか来ますが、化学物質過敏症（CS）になった原因は環境汚染ですから、それを理解している人ができる範囲で動くべきだと考えています。グループ活動でプラごみ拾いをすると、活動できる日が限られてしまいますので一人でできる時にやっています。

また未来が明るくなる環境活動家もいます。ボイヤン・スラットさんは、二〇一三年に設立されたオランダのＮＰＯオーシャン・クリーンアップを設立者です。太平洋の巨大プラゴミを大量に取り除く研究を二〇一四年から計画、二〇一九年から実行しています。規模は違っても同志であることは間違いがなく、ゴミ拾いのたびに環境活動家の活動を思い出しています。最新情報は常にネットで確認ができるため、遠州灘のゴミ拾いをした後にオーシャン・クリーンアップの活動状況を見ることが、私のプラゴミ拾いのエネルギーです。

参考

日本環境化学会『地球をめぐる不都合な物質』七三〜七七頁、講談社、二〇一九年

マイクロプラスチック

アメリカの研究者によるプラスチック製品の動物の健康被害の報告です。がんのリスク増大、精

子の質の低下、肥満などを含む内分泌・代謝障害、注意欠陥多動性障害（ＡＤＨＤ）などの神経行動障害、等を引き起こすと発表されています。合成化学物質に弱い化学物質過敏症（以下ＣＳ）の体に入ることは体調不良の原因になるため、日常生活でプラスチック製品を避けた方がよい、という結果でもあります。

二〇一八年、食物連鎖によるマイクロプラスチック（五㎜以下の微細なプラスチック）や日常生活で触れているプラスチック製品（缶詰食品の容器、哺乳瓶、水のペットボトル）による合成化学物質は、アメリカ市民の九〇％以上の血中に存在していることが発表されました。また、南極、北極、深海魚、水道水、ミネラルウォーター、魚介類、食塩、砂糖、はちみつ、ビールにマイクロプラスチックが入っていることも実証されました。

プラスチックが微細なプラスチック「マイクロプラスチック」になる要因には大きく分けて五つあります。一つ目は、プラスチックが海洋に入り劣化により細かく砕けたものです。二つ目は、合成繊維を洗濯した時に剥がれた繊維が排水で川や海に入ることです。三つ目は、車の合成ゴム（プラスチックが混ざっている）のタイヤが摩耗して道路に落ち、雨等により川や海に入ることです。四つ目は、洗顔料や歯磨き粉にはいっているスクラブ（プラスチック）も排水により同じく海や川に入ること。五つ目は、合成洗剤や柔軟剤の香料のマイクロカプセル（プラスチック）が弾けて「黄砂」と同じサイズになり生活空間や自然界に舞います。さらには人の体にも入ります。

日本ではプラスチックのリサイクル処理は、ほとんどされていません。市の指定に従い毎週プラスチックごみを分別して出しているのに、ほとんどが焼却（エネルギー回収を含める）か埋め立てによる処理をしています。二〇一七年のプラスチックごみの七九％が焼却か埋め立てされ、再利用は九％です（環境省「プラスチックを取り巻く国内外の状況」二〇一七年）。しかし居住する市町村により、プラスチックゴミの扱いには若干の違いがあります。埋め立ては、自然界に戻らないプラスチックの土壌汚染と、埋め立てたプラスチックが天災などで川や海に流れていく問題があります。

業界団体の一般社団法人プラスチック循環利用協会によると二〇二一年リサイクル処理（二〇二一年一二月掲載）ではエネルギー回収としての焼却六七％、単純焼却八％、埋め立て五％、再利用は二一％でした。調査報告は同じ団体ではありませんが、四年前と大差はないようです。

私は二〇一九年頃にプラスチック汚染について調べるようになってからは、暖かくて軽くて便利なフリースを捨て、合成繊維を買うことをやめました。これはプラスチック汚染を防ぐために個人でできることだからです。フリースは繊維ゴミが他の繊維より落ちやすく室内掃除をすると埃に混じっていることを長年確認しています。空間に舞っている埃は飲食をしている時に無意識に食べてしまいますから、化学物質に弱い体にはよくありません。

合成繊維を洗濯した時に剥がれた繊維が排水されて海に入っている事実は、以外にも広く知られていません。日本がプラスチックゴミを減らす目的で告知したことはレジ袋有料化義務化でした。それも効果があることですが同時に「フリースは製造中止、合成繊維はなるべく避ける」ことを進めるとさらに効果は高かったのですが、大手衣料業界に圧力をかけることはできなかったのです。

私は毛糸のセーターを着るとアレルギーが出るため、子供の頃から重いコットン一〇〇％の厚手のセーターを着てきました。コットンセーターは重く暖かさはウールより低く、軽くて暖かいフリースは便利でしたが地球と人体を汚染することが実態でした。冬の間来ているコットンのセーターは重いのですが、これによりプラスチックを食べる機会は少なくなりました。二〇一九年以降は、コットン・麻・シルクの衣類を買うようになりました。以前からコットン類を利用していましたが、フリースによる人体・環境の汚染を知ってからは、天然素材一〇〇％の衣類を選ぶようになりました。

私は遠州灘の散歩を二〇一七年からスタートして、砂浜に年々プラスチックごみが増え続けていることを確認しています。天災が起きた後などは、大量のプラスチックごみが砂浜に溢れています。海辺の散歩や釣りやマリンスポーツを楽しむ人は、訪れている経験からゴミによる環境汚染問題を知っています。私より海をよく知っているサーファーや釣り人がゴミを拾っているのを、今まで見たことがありません。プラスチックごみは、海と砂浜にプラスされた風景として誰もが受け入れているのが現状です。

フランスのテーマパークでは、カラスにたばこの吸い殻などのゴミ拾いを覚えさせて報酬としてエサをあげています（BBC NEWS JAPAN二〇一八年八月一二日）。ゴミ拾いをする習慣がない日本でも、このような報酬型によるゴミ拾い活動が必要です。

沿岸や山に埋め立てたプラスチックごみは、天災の度に埋立地から出てしまい、最終的には河川や海に捨てられることになります。やがて海面を漂い波や天候や鳥や魚に砕かれてマイクロプラスチックになり、海洋を漂流するプラスチックごみはぐるぐると回り海流の大きなループに入りプラスチックごみのたまり続ける場所になります。有名なのがカリフォルニア州沖合にある「太平洋ごみベルト（Great Pacific Garbage Patch）」です。そして、最終的には九四％が海底に蓄積する（ユーノミア・アンド・コンサルティング社による二〇一六の調査）そうです。

日本は二〇一七年以前では、一五〇万トンのプラスチックごみを中国（五〇％）とアジア諸国（五〇％）に輸出していました。しかし、二〇一七年に中国政府が廃プラスチックの輸入禁止、二〇一八年タイ政府やマレーシア政府も輸入制限を始めたことから、プラスチックごみの行き場がなくなりました。この状況から日本がやったことの一つがレジ袋有料化義務化です。その他リサイクルやリユースする戦略案を出して二〇三〇年までに実現する、という理想論を出していますが、二〇二三年の現在ではまだ大きく進んでいません。

マイクロプラスチック陸上発生源の七つの原因
一　合成繊維／家庭用洗濯機で洗濯するたびにポリエステル、ポリエチレン、アクリルなどの合成繊維がはがれ落ちて下水に入り、最終的に海に入ります。近年利用者が増えたフリースは特に繊維が流出しています。

二　タイヤ／タイヤは天然ゴム一〇〇％でできているのではなく、スチレンブタジエンゴムという合成ポリマーが六〇％、その他は添加物と天然ゴムで作られています。自動車が走行するときにタイヤが剥がれ落ちて、その破片が最終的に海洋に入ります。

三　道路の路面標示／ドライバーであれば、車線や交通標識などの塗装が薄くなって塗り直す作業を見たことがあることでしょう。これらの塗料は車両により摩擦でとれて最終的には海に流出します。

四　船舶用塗装／船舶用塗料の多くにポリウレタン、エポキシ樹脂、ビニール、ラッカー等のプラスチックが使われています。船の使用中に海流に入ります。

五　パーソナルケア製品／化粧品のスクラブビーズ、洗顔料や歯磨き粉のスクラブビーズ、工業用研磨剤、など。下水に入り最終的に海に入ります。

六　プラスチックペレット／多くのプラスチック製品は、製造時に原料として直径二～五㎜のプラスチックペレットやパウダーを使います。製造・加工・輸送・リサイクルの時にこれらが環境中に流出しています。

七　都市部のちり／合成繊維の靴底、プラスチック製調理器具（まな板・ボールほか）の摩擦したかけら、ちり・ホコリ、人工芝、建物の塗装のはがれたもの。都会人口によるこれらの何気ないものも個々には微量でも合わせると非常に多くのマイクロプラスチックになります。

（国際自然保護連合ＩＵＣＮ、二〇一七年の調査）

八　生の貝より調理済や冷凍のものに多くのプラスチック／イギリスの八カ所の沿岸で収集したムール貝と、八社八軒のスーパーで購入したムール貝を調べたら、一〇〇％のムール貝にマイクロプラスチックが見つかりました。スーパーのムール貝には、生より調理済や冷凍のものに多くのマイクロプラスチックが入っていました。プラスチックの種類はレーヨン合成繊維が三七％（ブルネル大学とハル大学の研究、二〇一八年）。食品を調理加工する時に、空気中に含まれる埃などに合成繊維などが舞っていて入るということになります。

九　ペットボトルにもプラスチック／水道水では八一％、世界上位ブランド一一社のペットボトル九三％にもマイクロプラスチックが確認されています。これらプラスチックの大半は合成繊維でした（ミネソタ大学研究、二〇一八年）。

マイクロプラスチック海洋発生源四つの原因は、「一、漁網や漁具が波にさらわれたり捨てられたりして、海中に残るもの。二、ボートや船の利用者が捨てたプラごみ。三、大型クルーズ船からの汚水・プラごみ。四、輸送船からの汚水・プラごみ」でした。

プラスチックごみを流している国は、二〇一〇年に陸上から海洋流出したプラスチックごみを、ジェナ・ジャムベックらのアメリカの研究者が調査しました。一位中国（三五三万トン）、二位インドネシア（一二九万トン）、三位フィリピン（七五万トン）、四位ベトナム（七三万トン）、五位スリランカ（六四万トン）、二〇位アメリカ（一一万トン）、三〇位日本（六万トン）でした。

プラスチックごみを大量に出しているという国は、海水汚染も進んでいるということです。自然界や深海魚にも北極や南極の海水にもマイクロプラスチックが存在しており、北大西洋の深海魚二三三尾を調べたら全体の七三％からマイクロプラスチックが見つかりました（アイルランド国立大学の研究）。国により魚介類に入っているプラスチックの種類が違います。インドネシア市場の魚介類の五五％にマイクロプラスチック、アメリカ市場の魚介類の六七％には合成繊維のマイクロプラスチックが見つかっています（カリフォルニア大学の調査二〇一五年）。

CSにとり有害であるマイクロプラスチックを日常的に体に取り入れている環境であることを理解して、個人で避けることができることは今からでもすぐにやっていきましょう。

参考

枝廣淳子『プラスチック汚染とは何か』

汚染のブーメラン

食品、衣類やスキンケア、生活用品で有害なものを取り入れないことがオーガニック生活です。オーガニック生活は、自分の体を守るだけではなく、安全な食品を選択することにより環境を守ることにも繋がります。

ドラッグストアの有害な合成洗剤は使わず、石鹸や自然由来洗剤を使えば排水は汚染しません。農薬や肥料（化学肥料・動物性肥料・有機肥料）をやめれば土が汚れないため、排水が汚染されません。排水汚染が止まれば、川も海もきれいになり魚介類も安全になります。

私達が家庭や工場から流した有害物質（排水・排気・ゴミ等）で海や山を汚染したことにより、食物連鎖で汚染された海産物を私達は食べています。家畜（牛・豚・鶏等）や養殖魚介類は抗生物質等の薬漬けですが、それも私達は食べています。海・山・川の幸の全てが食べられなくなる日はもうすぐです。

マグロやかつお等の大型魚は汚染されていますから、毎日食べてはいけない食べ物になってしまいました。土壌も汚染されていますから、飲料水や農作物も正しい知識を持って選ばなくてはなりません。

現代の食生活は正に汚染のブーメランです。人間が環境に排出した有害化学物質は、さまざまな流れで地球上に広がっています。揮発性が高い物質等は大気によって広がり遠くに運ばれます。フロンは成層圏にまでいきます。雨などで一緒に地上に落ちる物質もあります。工場や家庭の有害物質の排水は川や海の底に吸収されます。

排出されて地球上に広がった有害化学物質は、消えたり薄まるのではなく濃縮されていきます。「生物濃縮」というプロセスです。つまり食物連鎖のピラミッドの頂点にいる生物ほど、体内の汚染物質の濃度が高くなります。もちろん、頂点にいるのは私達人間です。

家庭では排水溝に詰まったゴミが臭うという理由から、ゴミを溶かすような強い洗剤が安易に使われて排水されています。廃棄物質処理場・農薬や化学肥料も土壌から流れて川や海へと流れ、工場で大量生産するために使う有害化学物質も排水されて川や海に広がります。結局これらは時間をかけて私達の元に戻ります。

理解している人はオーガニックな生活を選びますが、二〇一九年の日本の年間オーガニック利用は一人平均九六〇円という数字です（一位のデンマークは約四万一二八〇円）。

参考

井田徹治『有害化学物質の話』ＰＨＰサイエンスワールド新書、二〇一三年

有害物質　水銀

水銀は、化学工場やゴミ焼却施設や石炭火力発電所、自然界では火山噴火などにより、皮膚や呼吸器を通して人体に入ります。海、川や土壌、地下水に落ちた水銀は、野菜などの植物や水や魚介類を通して人体に入ります。また、ワクチンや歯の詰め物にも含まれています。日本人の場合は、魚介類から水銀が入ってくる確率が高いとのことです。大型魚である、マグロ・鰹・鮭・イルカ・サメ・メカジキ・クジラ・キンメダイは、週に一回にした方がよいそうです。

二〇〇〇年〜二〇〇三年にかけて、アメリカの研究者によって「乳児期に水銀にさらされると、一部の子どもたちが自閉症になる」ことが発表されています。また、心臓や循環器に悪影響を与え、アレルギーを引き起こすことが確認されています。これら有害金属が体に多く含まれている

人は、食品添加物や化学物質を避けることが基本です。原因不明の体調不良や慢性病で、誤診で精神科にかかってしまい、継続的な薬の投与で悪化する人もいます。原因が、体内に蓄積された有害金属や食品添加物や化学物質である可能性も疑う必要があります。

有害金属を捕まえて出す効果が期待できる食品類や野菜類は、タマネギ、アスパラガス、ブロッコリー、れんこん、オクラ、トマト、りんご、もずく、玄米等。はりつけて出す効果が期待できる物は、ごぼう、こんにゃく、里芋、ニラ、ネギ、タマネギ、ニンニク、マッシュルーム、長芋。肝臓の解毒を強くする効果が期待できるのは、ニラ、ネギ、タマネギ、ニンニク、ラッキョウ。活性酸素を抑える効果が期待できるのは、味噌、醤油、人参、ほうれん草、春菊、ブロッコリー、ゴマ。有害物質と結合する効果（メチオニンやシスチンの作用）のある食品は、かつお節、凍り豆腐、ゆば、ごま、国産大豆、小豆、はと麦、納豆、枝豆、玄米、白米、等。タマネギ、ごぼう、ニンニクは解毒効果が高いようです。

鰹は頻繁に食べない方がよいものなのですが、かつお節になると有害金属を排出する効果があります。有害金属を排出するこれらの食品は安全な食品であることが基本ですが、通常の食生活で取得している食品なので私は特に意識して選んではいません。

参考

大森隆史『重金属体内汚染の真実』東洋経済、二〇一〇年

有害物質　カドミウム

カドミウムが体に入ってくる原因となるのは、排気ガス、たばこ、井戸水、土壌汚染による農作物からです。日本は、カドミウムの消費量が多く、工場やゴミ焼却場や電池の埋め立てにより土壌汚染した場所が多いのです。四大公害病のひとつである富山県で起こった「イタイイタイ病」の原因物質がカドミウムです。日本のカドミウムの消費量（二〇〇九年）は二〇〇二トンで、世界全体では一万五五九一トンです。

カドミウム処理の問題は国の対策ですので、個人の力ではどうにもなりません。この中で個人が避けることができるのが、排気ガスとたばこです。井戸水は水質検査で注意をすることができますが、農作物はカドミウムがたまりやすく、主食の米に含まれています。

カドミウムが私たちの体に入り込む原因の一つは携帯電話が普及したことによります。携帯電話に使われるニッカド電池（ニッケル・カドミウム電池）の処理には注意が必要なのに、回収率が二〇％しかないのです。回収されなかったニッカド電池は、ゴミ焼却場で焼却（排煙による公害）、廃棄埋立地（土壌汚染）に埋められているため、被害が起こっています。カドミウムが体に入ってくる原因の中で、一番多いのは農作物によるもの。土壌汚染により農作物がカドミウムを吸収するからです。

一番カドミウムが多く含まれるのが、主食である米です。農薬、遺伝子組み換え作物、放射能汚染と、さらにカドミウムにも気をつけなくてはなりません。

水銀の害と同じく食品類で排出することができるので、安全な食品を選んで排出します。有害物質の排出効果のある食品を選んでも、それが食品添加物・農薬・肥料・遺伝子組み換え・放射能汚染が含まれている物でしたら何の意味もありません。肝臓と腎臓の機能に負担をかけないためには、安全な食品を選んで食生活で整えることです。また、適度な運動で汗を排出し、さらに腸環境を整えて排出することも大切です。

私は「爪有害金属検査」で、全て問題のない数値でしたが、有害金属（アルミニウム、ヒ素、カドミウム、水銀、鉛）の中では、カドミウムの数字が一番高かったです。日本人の主食である米にカドミウムが多く含まれているため、欧米の二倍の摂取量であるということを検査で実感しました。

参考

大森隆史『重金属体内汚染の真実』東洋経済、二〇一〇年

有害物質　鉛

鉛は身近に存在していて、誰でも毎日体に入れてしまう有害物質です。鉛は、一般廃棄物や有

害廃棄物を焼却するときに煙に混じります。そして、日本の多くの水道管は鉛で、水道管から溶け出ていて水道水に入り込みます。

鉛が体に入りますと中枢神経に作用して、精神遅滞や学習障害を引き起こします。高血圧や男女の不妊も招きます。健康な人でも全ての臓器や組織に沈着していて、骨に九〇％の割合で含まれるとのこと。微量でも体内に蓄積されていきますから、少しは排出されたとしても、体にいれないようにしなくてはならない有害物質の一つです。

そして、フッ素が体に入りますと、鉛の吸収を促進します。一般のハミガキ粉にはフッ素が入っていますので要注意です。また日本のハミガキ粉は、有害食品添加物の宝庫です。

また、画材道具の油絵具などには、鉛・カドミウム・セレンなどの有害物質が含まれています。私は絵の制作活動が長いのですが、気分が悪くなる画材道具は避けてきました。しかし有害物質に対する意識がなく長年使ってきたので、画材道具もCSの原因の一つでした。油絵具は気持ちが悪くなってしまうので十六歳でやめて、その後はアクリル絵の具を使ってきましたが、キャンバスに塗る樹脂も化学物質ですから長時間使っていると気分が悪くなります。現在はアクリル絵の具はやめて、水性絵の具やパステルを使っています。

参考

大森隆史『重金属体内汚染の真実』東洋経済、二〇一〇年

有害物質を入れない

水銀、鉛、カドミウム、食品添加物、農薬、放射性物質などは体に入れたくないものです。生活環境と食生活を改善しないと、これらは体に入ってきてしまうのが現代の汚染された生活で、オーガニックの安全性が少しずつ意識されるようになってきました。これらの有害物質の中で鉛と水銀は脳神経に大きな障害を与えます。大人より、胎児から発達途中の子どもの方が強い影響を受けます。運動障害、精神遅滞、学習困難、多動性障害、衝動性、注意欠陥障害などをおこし、キレやすい子どもになります。大人は、うつ病になりやすくなります。昔は、これらの症状があると精神障害の扱いをされていました。

食生活と精神面は深い関係があり「食べものが変わると心も変わる」のです。私は重症なうつの経験はありませんが、オーガニックをよく利用するようになってから、神経が落ち着くようになりました。オーガニック生活になってからは、以前より体が楽になり慢性病が改善しています。食生活の改善で大きく変わったのですから、原因不明の不快な症状や慢性病の原因は、現代の環境と食生活にあると考えています。

現代病（環境病、生活習慣病）や原因が特定できない慢性病について長年疑問があるようでしたら、現代食生活と環境の汚染について勉強することにより答えが出てきます。

火災

屋外の散歩で布マスクしか使っていなかったため、黄砂とPM2・5と室内のホコリを吸い込み体調を崩しました。その後頭痛は収まりましたが、春先は花粉だけではなく様々なものが舞っているので、黄砂やPM2・5に対応しているオーガニックマスクの常時携帯は重要であることを学びました。黄砂とPM2・5は花粉より小さいため、布マスクやガーゼでは防御できません。

症状が落ち着いた頃に、職場から離れた所で火事があり煙を少し吸い込んでしまいました。お店周辺の屋外の空気の色が変わりましたので窓を閉めましたが、手遅れで数日間頭痛が出ました。CSでなければこの程度の煙の吸い込みは平気かもしれません。

火事の煙について調べましたら、CSの人には有害であることがわかりました。一酸化中毒（酸素が体内で欠乏）の危険だけではなく、火事場に出る煙は建材や生活用品の様々な化学物質が燃えたものです。煙のない方向にひたすら逃げるしかありませんが、逃げ切れないときは火災非難用フードかマスクです。地震がきた時は火災が起こります、CSの人は地震の避難時の準備は必須です。火災時のために、火災避難用フードと火災用のマスクを持ち歩きするようになりました。火事の煙で命を落とすことの意味を実感しなかったら、火災時用の応急準備を考えることもありませんでした。

マスクは目的により多種類あり、排気ガス・有機溶剤・火災の煙・火山の煙・PM2・5や黄砂・ホルムアルデヒド・マイクロカプセル対応等です。全てを防御してくれるマスクはないため、多種類のマスクの使い分けになります。

環境より食品の影響の方が大きい

日常生活で関わることにより体に有害なものは、添加物、農薬、化学肥料、遺伝子組み換え、放射能汚染、抗菌剤や殺虫剤や芳香剤、合成洗剤や香料、水に使われる塩素、有害な建材や家具、ダイオキシン、排気ガス、PM2・5や黄砂、等です。現代の私たちの生活は、化学物質の恩恵を受けて合理的な生活をしていますが、悪い影響も受けています。一〇代ではアトピー等のアレルギー疾患が増え、花粉の季節以外でも年中鼻炎でマスクしている人が多くなりました。私が一〇歳前後の頃、四大公害のイタイイタイ病・水俣病・新潟水俣病・四日市ぜんそくがありましたが、風邪以外でマスクしている人はいませんでした。

私はアレルギー性鼻炎と花粉症があり、外に出る間だけでもマスクをしていると鼻炎が楽になるので、屋外環境がよくないことを実感していました。しかしオーガニック生活になってからは、現代病であるアレルギー性鼻炎と花粉症と婦人病が出なくなりました。

日本の一般生活で関わる範囲で多いものは、学校・社会生活・自宅で過ごす建物の環境と、一日三回の食生活です。そして屋外移動時間があると、排ガス・ダイオキシンなどの有害物質が体に入る機会があります。雇われているとこれらを排除することができません。

私は現在は自営業のため、ダイオキシン・排気ガス・PM2・5等の環境問題以外は、個人の選択で排除ができます。CSの人が安全に働きたい場合は、制限されない自営業がよいということはお伝えできます。

屋外の環境汚染は世界中で進行しています。添加物・農薬・化学肥料・遺伝子組み換え・放射能汚染の食品を摂取しないことで現代病が出なくなった経験から、環境汚染より食品汚染の方が人体にとり影響が大きいということは私個人の結果論です。

食生活がいかに体に大きな影響があることか、これは私のように食生活で体が変わった人にしか理解できないことかもしれません。体の影響が大きい食生活を変えるにはオーガニックを選択することです。無添加だけでは、オーガニックとは呼びません、オーガニックが揃うのはオーガニック専門店や自然食品店ですが、利用者が少数のため専門店が少ないのが現状です。

スーパーマーケットの無添加食品はキャリーオーバー（隠れ添加物）が多いのです。また無添加食品とは、食品添加物は使っていないが農薬と化学肥料と遺伝子組み換えは使われている、放射能検査はしていない、という意味です。これでは安全な食品とは呼べません。

二〇一九年の年間平均一人当たりのオーガニック商品消費額一位はデンマークで約四万一二八〇円、二位はスイス、三位はルクセンブルクです。二〇一九年農林水産省が発表した日本における年間平均一人当たり消費額は約九六〇円と桁が二つ異なります。私やオーガニック利用者の年間消費額はデンマークの約一〇倍以上です。自身が少数派であることを実感する数字でした。
統計データによる小売売上高で見る世界の有機市場規模一位は米国、二位はドイツ、三位はフランス。欧米と比較しますと、日本人はオーガニックの概念を知らない人が大多数でオーガニック後進国に入ります。

参考――――――――――――――――――
渡辺雄二『体を壊す一〇大食品添加物』幻冬舎、二〇一三年
ドイツ有限会社オーガニックビジネス研究所ＨＰより
https://iob.bio/journal/organic-trend2021/#i-5

第四章　化学物質、香害

洗剤・柔軟剤の成分

二〇一三年頃からですが、化学物質過敏症（CS）のお客様やスタッフの間でよく話題になるのが洗剤や柔軟剤の香料の強さです。住宅街を歩いていますと、各家庭やマンションの人達の洗濯物のニオイが入り込みます。また朝自宅で窓を開けると、風の流れにより近隣の合成洗剤の香料が入りこむため洗濯物が干せない時もあります。人工香料のニオイが社会問題にもなり始めているそうで、これらの香りを「心地よい」と感じる人と「苦痛」と感じる人がいることをニュース番組が取り上げていました。

界面活性剤は、さまざまな種類があり、全てが人体に害があるわけではありません。しかし、これらが何十年間に渡り使われるようになった現在、アトピーなどのアレルギーを患う人が増えているのは事実です。二〇年〜三〇年と長年使い続けたことにより、ある日突然、体が拒否をするようになり化学物質に反応するようになります。

K社柔軟剤の成分は、水、エステル型ジアルキルアンモニウム塩、ポリオキシエチレンアルキルエーテル、エチレングリコール、香料、塩化カルシウム、クエン酸、クエン酸塩、シリコーン、防腐剤です。エステル型ジアルキルアンモニウム塩は、乳化剤・湿潤剤でアレルギーが指摘されています。低濃度での使用では無刺激ですが、高濃度で皮膚刺激がおきます。ポリオキシエチレンアルキルエーテルは、合成界面活性剤で皮膚障害やアレルギーが指摘されています。動物実験では中毒症状が出ています。香料は一括表示のため、使われている物質名はわかりませんが九〇種類以上が許可されており、メーカーが独自にブレンドしているため今も昔も企業秘密とされています。

参考
山本弘人『使うな。危ない添加物』リヨン社、二〇〇六年

ホルムアルデヒド

国土交通省は二〇〇二年七月に建築基準法を改正、ホルムアルデヒドについてはその室内濃度を厚生労働省の指針値以下に抑制するために、内装に使用する建築材料や接着剤・塗料などにホルムアルデヒドの表示を義務づけることになりました。そして二〇〇四年にはシックハウス症候群（以下ＳＨＳ）が保険病名として認められました。

シックハウスは一般的に認知されていますが、原因となると知らない人もいるようです。ＳＨＳは、新築やリフォーム時に使われた有害化学物質により起こる体調不良のことです。症状は個人差がありますが、目のチカチカ、頭痛などです。その原因の一つは有害化学物質（発ガン物質）のホルムアルデヒドです。住宅に使われるフローリング、壁紙、塗料、建築材料にホルムアルデ

ヒドが含まれています。住宅の建材以外では、家具にもよく使われています。安価な建材や家具には多く含まれています。

身近なものでありながら意外に認知されていませんが、皮革製品、衣類、織物、接着剤にもホルムアルデヒドが使われています。空間や環境においては、たばこの煙、車の排気ガスにも含まれています。

全ての家具やシステムバス、システムキッチン類で使われています。ホルムアルデヒドが全く使われていない家具や雑貨を探すことは簡単ではありません。利便性の高いものには、ホルムアルデヒドは使われています。時間の経過とともに放出量が減るのかと思い込んでいましたが、シックハウス専門の業者の忠告によりますと、減らない家具もあるそうです。ＳＨＳやＣＳは知れ渡るようになり、ＣＳのための安全な住宅に対する本は出版されていますが、家具の安全性についての専門書はないため実態が摑めません。家具の疑問ついては、知人・友人のオーダーメード家具や材木店に聞いています。大量生産の家具については、販売店にて安全性が高い家具を見つけた時に質問していますが、化学物質に弱い人は使えない塗装や接着剤が使われていることが多いのです。

発ガン物質であるホルムアルデヒドが使われることが多い住宅・家具類・雑貨類については、個人で使うには知識を持てば注意ができます。しかし、社会生活においては職場などの空間で選ぶことができないため難しさを感じます。職場がリフォーム工事をしてから有害物質が出るようになり、我慢して働いていたらＣＳを発症して退職した、というケースは多いようです。また職場の同僚が香水（人工・天然）の愛用者が多く、やはり我慢を重ねて働いていたことが原因で退職した人もいます。

九州から北海道までＣＳにオーガニック食材を配送していますが、住所に番地がなくても荷物が届く自然豊かな高原に住む人でもＣＳを発症していました。発症原因は職場の香害を長期間に渡り我慢をしたこと、我慢強い日本人にありがちなＣＳ発症事例です。

建材や香料（天然香料も含む）に反応する人は少数派のため我慢しがちですが、ＣＳを悪化させます。

参考
水城まさみ、宮田幹夫『化学物質過敏症専門外来から見えてきた日本の化学物質過敏症の実態と問題点及び緊急課題』臨床環境医学（第二九巻第一号、二〇二〇年）

ＦＲＰ防水工事の臭気

隣家の新築工事でＦＲＰ（Fiberglass Reinforced Plastics の略、繊維強化プラスチック）防水工事があり、換気で開けた窓の臭気が自宅に流れ込みました。すぐに窓・ドアを閉めましたが、閉めても臭気が入ります。五日経過しても、自宅一階には臭気が残留していました。

遊具のデザインの配色と設計の仕事をしていたときに、遊具製造の作業現場に打合せでよく通いました。遊具の一部にはFRPが使われていて、その異臭が辛かったため、すぐにFRPであるとわかりました。確認したところ浴室の工事で、やはりFRPの施工中でした。FRPはベランダの防水等にも使われています。

住宅街密集地にある自宅周辺を歩いていると、ペンキ塗装等住宅関係の様々な工事による異臭が流れてきます。その度に息を止めてその場を去りますが、今回は自宅のため移動ができず、臭気を吸い込んでしまいます。化学物質に反応することを説明して、浴室の窓は解放しないようにお願いしました。工事中の窓は閉めてもらえましたが「一般家庭の工事で人が住むのだから有害な材料を使うわけがない」と言われました。症状によっては、ホテルにしばらく移ることも考えましたが、夏の暑さで臭気が自宅周辺に漂っており、目が開けられない、息ができないような強い臭気でした。

私だけが過敏に反応なのか不安になりましたが、現場前の通行人も、突然のけぞるように鼻をつまみ走り去って行きました。さらには自転車で通った近所の奥様はすごいリアクションでよろめき、口を塞いでいました。その様子を見て怖くなり調べると、臭気は「スチレンまたはスチレンモノマー」というもので、吸入すると急性毒性があるとのことでした。FRP防水施工時に、樹脂が硬化するまでにポリエステル樹脂に含まれるスチレンが臭気となり出るとのこと。また、さらに調べると発ガン性があることもわかりました。

化学物質は下に留まるようで全ての窓とドアを閉めても自宅一階は特に臭気が強く、当日夜から翌日は頭痛と吐き気がしました。二日間、運動と半身浴で汗を流して若干楽になりました。食生活はオーガニックを徹底しているので負担はかかっていません。食品添加物、農薬、薬（漢方も含む）は徹底して取っていないため肝臓・腎臓に負担をかけずＦＲＰを排出することができたようです。この頃は動物性食品を自然と求めていなかったので食べていませんでした。これも消化に負担がかからずよかったようです。

今回は要望したことの一部だけは対応してもらえましたが、私が化学物質に弱いということは無視されました。このような有害物質などの臭気の苦情はどうなっているのか調べると、市役所環境保全課で受けていることがわかりました。個人宅の工事には異臭騒ぎのトラブルにたいしては「職員が出向き注意はするが、勧告はできない。工場からの臭気は勧告できる」とのことで、市によって規制基準が違うようです。また、ＦＲＰ防水工事の材料に規制があることもわかりました。「環境対応型ＦＲＰ防水材料認定システム」が、二〇〇七年からＦＲＰ防水材工業会で確立されていました。厚生労働省が認めた「ＦＲＰ防水用樹脂、保護仕上げ材、プライマー」の基準内のものである必要があるとのこと。強烈な臭気ですから、今までも問題があったことが分かりました。遊具デザインの仕事をしていた時にＦＲＰの臭気が苦しかったのにマスクもせずに我慢をして数時間打合せをしていたことが悔やまれます。ＣＳになる一つの原因でした。

私は、年を重ねるごとに化学物質に強く反応するようになってきました。家庭生活では化学物質の洗剤は一切使っていませんが、買い物やお付き合いで人体に有害な物質に触れる機会があります。今後は意識して避ける生活をしないと、今までと同じ労働が続けられない危機感を持っています。二〇代前半で突然花粉症になったときには、家族や知人友人で花粉症がいませんでした。病院では二件目でようやく先生が花粉症を知っていたことで診断を出してもらった時代でした。化学物質過敏症は増えていますが、二〇二三年六月現在でも人口八〇万人の地方都市でCSに精通した医師はいません。

法事に出られない

発症してからお通夜・お葬式に出られません。原因の順番は、お線香、携帯電話の電磁波、不特定多数の衣類や香水・整髪剤等のニオイ問題です。親のお葬式に出るのを諦めた、という人は多数います。切実ですが、身を守るための究極の選択です。

親族三人で親の法事をしましたが、「私はお葬式に出られない」という確信を持ちました。家族三人と僧侶だけで、行き慣れたお寺での一時間でも苦しんだためです。お線香なしでお葬式をして頂いたとしても、お寺と僧侶にはお線香のニオイが染みついています。

お線香が天然ならいいだろう、とよく言われますが天然であっても煙そのものに問題があります。煙は刺激物であり、天然成分でも線香を燃やすことにより発ガン物質であるベンゼンが出るからです。このベンゼンに反応してしまうのです。

また、化学物質過敏症には無垢材の木であればなんでもよい、と思っている人がいますが木の種類により苦手なニオイに個人差があります。今までお会いしてきたCSでは桧《ひのき》が苦手な人が多かったです。

発症したばかりの人はパニック状態になるため判断を誤り、リフォームを失敗します。シックハウスで苦しみ、全てを自然素材にすれば病気が治ると思いリフォームで桧を使ったけれどニオイが強すぎて、ニオイがなくなるまで結局住めなかった、という失敗談を数回聞いています。

また化学物質過敏症になると、ヒステリーを起こしたり攻撃的になったり、精神的に問題があるような言動を起こしますが、これは化学物質が脳に刺激を与えてそのようになることは医学的によくあることです。私を含めてCSになると多くの人が経験することで、暴言を吐いて後悔することがあります。

一九八〇年～一九九〇年頃はパーティや結婚式等の賑やかな場所が好きでしたが、一九九五年頃からは苦手になり、お葬式・お通夜は出るたびに体調不良になりました。お線香、人に酔っている、緊張によるストレス、過労、対人恐怖、自律神経不調と思っていました。この頃は洗剤などの香料や電磁波は強くなかったのですが、CSの症状が弱く出ていました。

化学物質の入っていないお線香でも煙は有害物質であり、CSはそれ以外のものも苦しく、訪問する人や建物に染みついた化学物質のニオイに反応します。

現在は一般の人が集まる場所に行くことが苦痛になりました。Ｗｉ‐Ｆｉや携帯の電磁波、香害が年々強くなり、建物にはＷｉ‐Ｆｉが備えられ誰でも携帯電話を持参しています。年に数回、参加したい集会などには一時間の滞在になるように工夫しています。

塩化ビニール（ＰＶＣ）

ＣＳは、塩化ビニール（ＰＶＣ）に反応します。ＰＶＣ製品は水道管、食品包装材、医療器具、幼児が口にする玩具など、日常生活で広く使われています。

私達の日常で使われる機会としては、食品や歯科で使うＰＶＣ手袋、ビンの蓋裏のクッション材、クロス、窓枠、家具、車、家電製品、サンダル、パラソル、化粧品、粘着剤、等。これらに反応する症状は、動悸、吐き気、頭痛、発熱、体のむくみ、目のかすみ、脱力、失神、等です。

どのような家庭用品であってもＰＶＣと書かれていなくても、日用品に混ざっている可能性はありますので、私は「物干し」に最低一カ月置いてから使うようにしています。日用品で化学物質を使っていないものはほとんどありません。ＣＳ症状が悪化している時は、ニオイがなくても「外干しで化学物質を飛ばしてから」使う習慣をお勧めします。

参考

坂部貢、乳井美和子、寺山隼人、川上智史、宮田幹夫、臨床環境医学（第二六巻第一号）『塩化ビニール

と健康障害』平成二九年五月一七日

ホコリと換気

埃《ほこり》は化学物質、さらに家具や生活用品や建材から出る有害化学物質、そのためホコリは毎日除去して部屋の換気を十分に行うことが大切です。

ＣＳが苦しい、といって体調不良による活動力の悪さからホコリだらけの部屋で生活している人が少なくなく、ＣＳが悪化する原因の一つになります。重症者で家庭内の掃除ができないようでしたら、洗剤を使わないプロの掃除屋さんにお願いしてホコリを取り除く掃除をしてもらいましょう。ホコリには家族や外から入ってきた化学物質が混ざっていて危険です。お掃除は軽い運動にもなるので、苦しくても最低の家事の活動で筋力低下しないよう気をつけます。

ホコリの害を避けるためにも、毎日の部屋の換気も大切です。私は自宅にいるときは天候やＰＭ２・５と黄砂の情報をネットで調べて問題がない時は、住環境の空気の循環をいつも意識しています。空気入れかえのできない時は空気洗浄機を昔使っていましたが、現在は使っていません。電磁波に弱いので家電製品が増えると不安要素が増えるためです。

ホコリを研究している国立環境研究所や京都大学や愛媛大学から、科学的根拠が報告されています。室内のホコリの主成分である、カーペット・カーテン・衣類・布団・外から入ってくる砂や土はハウスダストと呼ばれています。それ以外にもテレビやパソコンや家電製品からプラスチックの有害添加物が室内の空気を汚しています。主として燃えにくくするために添加されている臭素系の難燃剤が原因です。

建材や家具には揮発性が高い有機化合物が使われているので、自宅や家具が天然素材でなければ空気が汚れています。これらの化学物質は室内にある衣類などに付着する可能性もあります。

参考――――――

井田徹治『有害化学物質の話』二一一〜二二三頁、PHPサイエンスワールド新書、二〇一三年

香害の原因の合成洗剤

全国で香害が強くなり、全国的に市町村では「香害」を認めるようになり、HPで警告やポスターが表示されるようになりました。地元のCSの会でも行政への働きかけをしてきましたが、多くのCS市民団体の尽力によるものです。それとは裏腹に、長時間香る香料の原材料であるマイクロカプセル等の持続性の商品研究が進められて、商品化が続けられていることは間違いがないようです。PM2・5と黄砂の量も減ってはいません。

子供は大人のように症状の表現ができないため、香害に原因があるのに誤診による診療や投薬でCS症状が悪化している子どもがいます。または香害が原因で学校に行けなくなっている子ど

ももいます。CSの会の新しい活動で地元の学校に、香害のポスターや認知を進めていますが苦戦しています。ボランティア活動で、消費者庁と静岡県が制作したポスターを両面に印刷したA4チラシを二〇二二年一〇月から配布していますが、行政関係に受け取りを拒否されたこともあります。シックスクールの対応マニュアルがある地区であれば、このようなことはないだろうと考えていましたが、マニュアルがある札幌市立の幼稚園・学校であっても、子供の香害被害が解決されていないという記事がありました。

札幌市でCSを診ている渡辺一彦医師によると、柔軟剤や合成洗剤の香りで咳き込みや痒みが出る小学一年の患者の血液を検査したところ、イソシアネートの特異的IgE抗体（ホコリやダニなど特定のアレルゲンに反応する）の陽性が出ました。アトピー体質がある男子で幼稚園の頃から柔軟剤マイクロカプセルの曝露《ばくろ》を受けていたそうです。小学校は家庭向けの通信等で合成洗剤の使用を控えるように呼びかけ、渡辺医師と教育委員会が入り学校で三回話し合いをしましたが、強制はできないため香害を止めることができませんでした。シックスクールの対応マニュアルや香害ポスターも「使用を控える」という表現で「使用を禁止」ということではないため、効果がないのが現実のようです。

アメリカではフレグランス・フリーの取り組みがあり、カナダのハリファクスでは学校・図書館・裁判所・職場や劇場・店舗等・公共の建物では香水の使用が禁止されているのですが、日本国内の現在の状況はオーガニック後進国だけではなく香害後進国でもあります。

香りのない安全な洗剤や柔軟剤をネットショップで購入して使っている、という数人からメーカーを聞くと三社が提携している大企業のブランドでした。自然素材のメーカーはほとんどが小規模ですが、その合成洗剤の製造会社は「ファーファ」でした。

二〇一一年に「ニッサン石鹸」がNSファーファ・ジャパン（株）に社名変更、その後エステー（株）とフマキラー（株）の三社で資本業務提携している洗剤の会社が「ファーファ」です。利用者はネットショップの画像やコピーから自然由来の洗剤で合成洗剤のメーカーではないと思ったようです。ネットにて「無添加・無香料・植物由来の抗菌防臭、香料・蛍光剤・漂白剤・柔軟成分　無添加」というコピーや自然をイメージした画像の広告を眺めていると安全な洗剤のメーカーに出会った、という印象を確かに受けます。

「ファーファ」の柔軟剤の成分に抗菌剤が使われているのですが、抗菌剤の表記がありません。表記しない理由は抗菌剤が一％未満のため表示しなくてよいからです。抗菌剤が入っている柔軟剤はCSやアレルギーのある人は避けるべき成分です。一％未満であっても全ての衣類に毎日使うことにより体に影響が出る可能性があります。防虫剤と殺虫剤と芳香剤を製造しているメーカー名による複合石けん（全界面活性剤中の純石けん分七〇％以上）と柔軟剤の「赤ちゃんにやさしいベビーファーファ」というコピーは信用できるでしょうか。

CSという化学物質に弱い体に使うことができる洗剤類を自分の力で選びたいのであれば、必ず会社名の業績を調べて、抗菌剤のような隠れ有害添加物についても調べる必要があります。調査研究が苦手でしたら、信頼できる自然食品・オーガニックの専門店を利用すれば、無駄な時間やお金を使わずに済みます。特にCSは食べ物も生活用品についても、疑い深いジャーナリストにならなくては安全なものは手に入りません。広告のイメージだけで商品は選べません。調査を怠ると健康被害を受けることになります。

私の仕事場は自然食品店のため無垢材等の建材と什器を使っているため、一般の店や事務所と比較すると安全な環境です。しかしマイクロカプセルの消臭剤や柔軟剤利用者が多い宅配の配達員が一日数回、搬入搬出で来られ、合成洗剤愛用者が好奇心で来店されることもあります。狭い空間のため一日に何回も空気を交換していますが、香害ゼロではないため微量の化学物質は吸い込んでいます。

安全な場所は海が前のセカンドハウスだけですが、それでもたまに合成洗剤の強いニオイや、建材や工事中の化学物質が入り込むこともあります。自宅は三回目のリフォームで過ごしやすくなりましたが、一部の窓は開けられず、外からの香害で洗濯物は干せない日が多くなりました。五年前はたまに洗濯物を干すことができていましたが、住宅街の住環境は悪化の一途をたどっています。

CS症状を改善する一つの方法として筋力を維持するためにジムトレに通っているのですが、香害に悩まされるため、トレーニング時間を短縮して一時間以内で出るようになりました。マスクをして運動をしているので苦しい、という理由もあります。

体調がよかったので油断して、いつもは避けているホームセンターに行ったら一週間体調不良で苦しみました。このような化学物質が出ている場所に行った時は、衣類を何回もゆすいでから洗うため衣類がいたみます。オーガニックコットン・麻・シルクを中心に着ていますが、購入してから間もないのに洗いすぎで生地も色も長年使っているような状態になってしまいました。

参考――――――
渡辺一彦『香害で社会生活を奪われた人々』月刊保団連二〇二二年三月、一三六六号

ホコリには「香害」の原料が入っています

毎日私達が吸い込んでいるホコリには多種類の化学物質が含まれています。最新の研究発表で、香害の原材料である有害化学物質のイソシアネートが含まれていることが実証されました。

毎日床の低い所で生活している幼児やペットは、大人より多くの有害化学物質を吸い込んでいます。消臭剤や芳香剤を部屋に振りまくと香料は空気より重いため床にたまります。

さらにホコリにイソシアネートが入っていることが実証されたのですから、合成洗剤と消臭剤や芳香剤を愛用する家庭では、幼児やペット、病気等でベッドの生活をしている人は公害病になるリスクが高いことになります。

またこれらの実証から、外に干した洗濯物についたマイクロカプセルが住宅の庭に多数落ちる

ことになるため、住宅密集地の家庭菜園に消臭剤やマイクロカプセル等の有害化学物質が入り込む可能性は十分にあります。

家庭内で自然素材の生活をしていても、家族が外から持ち込む化学物質等が室内に入り込みます。現代のホコリは有害化学物質の塊のため、ＣＳにとり影響が大きく毎日掃除で取り除く必要があります。

プラスチックと香害の問題は線と点で結ばれています。マイクロカプセルは揮発性有害化学物質のイソシアネートが成分です。一九九六年に五〇〇人の被害者を出した東京都杉並区の「杉並病」の原因物質の一つは、廃棄物処理場で発生したイソシアネートです。

香害の原因の一つにマイクロカプセルがあります。マイクロカプセルのサイズは目に見えないマイクロメートルであらわされるサイズ。マイクロカプセルの大きさは三〇㎛（〇・〇三㎜）で花粉と同じサイズです。柔軟剤や消臭スプレーに使われている粒の原材料はウレタン製が多く、ウレタンは毒性の強いイソシアネートを発生させます。そのポリウレタン製の粒の中に人工香料が入っていて、摩擦で粒が弾けて香料が漂う仕組みです。近年ポリウレタンアレルギーが増えていて、アトピーの人を中心に皮膚経由でイソシアネートによる気管支喘息を起こす可能性があるそうです（図表Ｄ参照）。

ポリウレタンの原料はプラスチックで成形品の総称であり、そのためポリウレタンはプラスチック製品に含まれます。

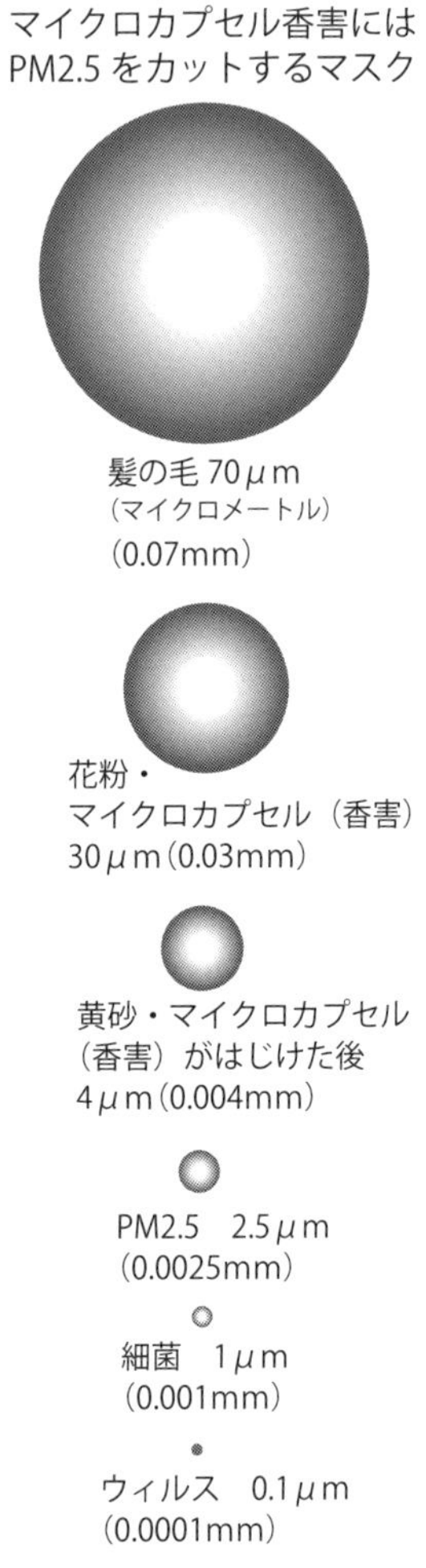

図表D
マイクロカプセルのサイズ
作成：藤田良美

ポリウレタンはマイクロカプセルだけではなく、衣類・合成皮革・雨具・寝具・タイヤなどのゴム製品・プリンターインク・文具用接着剤・点滴チューブ・防水シート・農薬や化学肥料・アスファルト・コンクリート・水道管や配管工事の材料・外装塗装など、身近な生活用品にも使われています。

柔軟剤や消臭剤に使われるマイクロカプセルは衣類に着きますが、洗濯しても簡単には落ちません。衣類だけではなく人を介して室内と室外で舞っています。建物の空調設備や壁にも付着、建物の外壁や樹木にも付着していることが確認されています。

ポリウレタン素材の繊維の別名の表示は、スパンデックス、エラスタン、ライクラ、ロイカ等です。また香害による症状は主として、皮膚や粘膜・目・呼吸器・頭痛・全身倦怠感・記憶障害・発ガン性などが目立つようです。興味深いのは、これらと真逆になるような症状として、多幸感・高揚感もあることです。私は多幸感の状態になることが多いので、有害化学物質が影響した多幸感かもしれません。

体調不良の時によくありますが、窓を閉めているのにどこからか「香害」に相当するニオイがしてくることがあります。私の脳がこの苦しいニオイの記憶を持っていて再現しているのか、または、マイクロカプセルに含まれる材料が空気中に微量あることにより、それを捉えて過剰反応しているのか。あるいは家族が外から香害を運び込むことや、一日二回窓を開けて室内の空気を一五分間交換していることで、外から汚れた空気が入り込み、これらが原因の一部となっているのかもしれません。

CSの情報提供を多数してくれる医療関係者に、急に香害のニオイがする経験がないか、香害は体内にどの位の時間残存するのかについて聞きました。職場で香害を大量に浴びることがあり、それが鼻や口に付着していて、何かの拍子に弾けたときにニオイがする経験があるそうです。その翌朝は柔軟剤が排尿されるとのこと。血中に入って腎臓からある程度出ているということになるわけで普通に考えて恐ろしい話で、全部の毒成分が出ているかは調査しないとわからないそうです。

マイクロカプセルは時間差・温度・湿度・摩擦により、突然私達を苦しめることがあることは私やCSの情報により確かです。

室内環境学会の室内マイクロプラスチック汚染問題の実態把握をした研究グループは、ホコリのなかにマイクロプラスチックを確認しています。室内環境中（空気中・ダスト中）に存在するマイクロプラスチックの調査法（サンプリング法）、ならびに定性・定量分析法を確立した上で首都圏住宅四軒を対象とした調査です。ＬＤＩＲ分析法（マイクロプラスチック成分の分析に適用）の結果で検出された粒子の五割〜八割がマイクロプラスチックで「セルロース、ポリエチレンテレフタレート、ポリウレタン、ポリエチレン、ポリビニルアルコール、ポリスルフォン、ポリアミド」が検出されました。

また佐賀大学大学院農学研究科の情報では、ハウスダストから〝柔軟剤のような甘いにおい〟がしていることについての指摘があり調査した結果があります。この調査は、一般的に柔軟剤に使用する香料は揮発性が高いため速やかに揮散し、ハウスダストに長期間残留することは想定されていないそうですが、ハウスダストから直接的に感じられる〝におい物質〟をヒトの嗅覚を利用したＧＣ－Ｏ分析により、それらが柔軟剤由来であることを示した初めての報告になりました。近年になって使用量が増加しているマイクロカプセル化香料が衣類から落ちてハウスダストに混入した場合、それらがマイクロカプセルの状態で長期間残留する可能性があります。官能評価、ＧＣ－Ｏ分析（ヒトの嗅覚を利用して比較・固定する装置）、およびＧＣ－ＭＳ分析（質量分析計）の技術を活用することで、ハウスダストから感じられたにおいが柔軟剤のマイクロカプセル化香料に由来していることを検証しました。その結果は、マイクロカプセル化されたことで残香性が高まり、ハウスダストを含む環境中に比較的長期間残留する可能性が示されたことになります。

角田和彦医師の論証とこの二つの研究結果から、ホコリは有害化学物質であることが理解できます。香害に反応して化学物質に弱い人は、ポリウレタン衣料は避けて毎日ホコリを除去すること。さらに部屋の家具類のホコリ除去も定期的に必要です。CSが反応している香害は、化学物質への反応が軽症の人やそうでない人にとっても未来の体に有害です。

社会問題になっている香害を「洗濯物のいいにおい」と感じていた人が、ある日突然このにおいが苦痛となり化学物質過敏症を発生した人もいます。店舗でこのような人と数名お会いしています。

参考

角田和彦『香害について　香りの陰に潜む有害化学物質　イソシアネートのアレルギーが増えている』二〇二二年一月、静岡県保険医協会講演会資料

田中浩史、イムウンス、川田博美、伊藤一秀「マイクロプラスチック調査方法の標準化に向けたサンプル採取・定着分析法に関する基礎検討」室内環境学会、二五巻三号、二二五〜二三九頁、二〇二二年

松元美里、古賀夕貴、樋口汰樹、松本英顕、西牟田昂、龍田典子、上野大介『におい嗅ぎガスクロマトグラフィーを用いたハウスダスト中　マイクロカプセル化香料の検索』佐賀大学大学院農学研究科、におい・かおり環境学会誌、五一巻五号、二〇二〇年

ペットも香害

近江八幡市キャットクリニックの小宮みぎわ獣医師が伝えていることですが、床に近い所で

生活している犬猫は、常に人が利用している香料を吸っているそうです。香害で有名になった洗剤・柔軟剤・消臭剤・香水などで、ペットが苦しんでいるようです。消臭剤や芳香剤を部屋に振りまくと、香料は複雑な分子構造をもつため分子量は大きく、空気より重いため床にたまるそうです。さらに香料だけではなく、生活空間にはたくさんの化学物質があります。

私のように化学物質に弱い人はそれらを避けて生活していますが、そうでない人は建材・家具・日用品・家電製品などを利便性から選んで使っています。それら全ては難燃剤などの有害化学物質の原材料が使われています。それを一番吸い込んでいるのは実は床で生活しているペット。炎症性腸疾患や慢性下痢や便秘の犬猫が増えている原因は、これらの化学物質によるそうです。

また毎日ペットを診察する先生の手に香料がつくそうで「何回手を洗っても香料がとれず」という記事もありました。ペットの健康を考え合成洗剤をやめてもらうため、飼主さんに有害性について伝えているそうです。合成洗剤をやめるとペットが元気になることが分かり、石鹸を使う人が増えているそうです。

また私は日常生活用品の化学物質をさけて生活しているつもりですが、キャットクリニックの記事を読んで青ざめました。プラスチックのバケツで二日おいた水を使ってメダカの水槽の水替えをしたら、メダカが全部死んでしまったとのこと。毎日使っているバケツはプラスチック素材、油断していました。自宅と職場の生活ではマイクロプラスチックを浴びることは少ないのですが、週二回のジムトレでウェアについた香害をお湯でゆすぎ洗いしています。バケツに使われている有害添加物が流れ出る可能性はゼロではありません。お湯のゆすぎ洗い程度でしたらよいかもしれませんが、つけ置きもするため即座に金物のバケツに変えました。

大きな食器に塩を入れてあさりの砂出しをしたらアサリが死んでしまった、という話を天然石の食器「森修焼」の経営者から聞いたことがあります。何度チャレンジしてもアサリが死んでしまったそうです。その原因を追究したところ、食器から流れ出た鉛などの有害物質にあることがわかったそうです。この事件がきっかけで、「森修焼」が生まれたとのことです。私達の生活用品は有害物質でできているものが多いのですが、安全性の高いものも探せばあります。

化学物質排除で長寿ハムスター

化学物質過敏症（以下CS）のお客様のご家族が長年ハムスターを飼われています。家がシックハウスで、エサはペレットだけを与えていた時は一年〜一年半で天に召されていました。死後体をみるといつも腫瘍ができていたそうです。しかし、自宅をCSリフォームしてエサを一部安全なものに変えてから飼ったハムスターは今までとは違って二年半生存されたとのこと。幸せそうな笑顔で、お布団の中で眠るように亡くなられたそうです。今までで一番長生きしたそのハムスターは、飲み水は岩手県下閉伊郡にある日本三大鍾乳洞の一つとされている龍泉洞の水を飲み、エサは無添加のペレットとオーガニックひまわりのタネを食べていました。お水は美味しそうによく飲んでいたようです。次のハムスターは、エサを全部オーガニックに変えて元気で幸せな体と心で生活をしてもらいたいと話しています。

ハムスターはペットショップではペレットを勧められるそうです。しかし、ハムスターのエサを調べましたら人間が食べている野菜やナッツ類と共通するので、調味料なしであれば日々食べている安全なオーガニック食材を取り分ければよいようです。

ハムスターについては、CSと同じで化学物質に弱い動物ということがわかり親近感を持ちました。ハムスターを飼われている人はCSを発症された三年前に、シックハウスだった自宅をリフォームして食事はオーガニックを徹底されて半年・一年と、どんどん体も心もよくなられた人です。

人間とハムスターの年齢換算表によると半年で二八歳、一年半で五二歳、二年四カ月で九四歳です。シックハウスの環境と一般の食生活の時は五〇歳の寿命だったハムスターが、安全な環境と食に変えたことにより一〇〇歳まで伸びたという結果になりました。

合成洗剤が皮膚と環境を壊す

民間団体や個人が「香害」と戦っていますが解決への糸口はまだ見えません。CSを発症した人達は、香害の原因となるマイクロカプセルの威力が増して苦しい生活が続いています。マイクロカプセルは香料を包む成分にポリウレタンが含まれているものが多く、そのためイソシアネート等の有害化学物質が含まれているため、全ての人に有害な物質です。大手メーカーが長時間香る洗剤の研究を継続しているため、ますますニオイが粘り強くなり、今までの方法ではとれにくくなりました。

職場と自宅、化学物質と電磁波から逃れられるセカンドハウスを行き来する生活ですが、たまにそれ以外の場所に行くことがあります。家電製品店に併設される携帯電話販売店エリアに行くと、マスクをしていても強烈な香料が漂っていたので用事を済ますのを諦めて立ち去りました。店員と少し話をしましたがアトピー皮膚炎の跡のある肌で、目がうつろで化学物質に脳や皮膚などが傷つけられているように見えました。この人は化学物質に弱い自覚がないまま、一般の職場で生活しているようです。多くの人が毎日化学物質を食べて（添加物・農薬・遺伝子組み換え食品）、職場や家庭で化学物質に囲まれて（家具・建材・家電製品）、その毒を吸い込んでいることを自覚せずに生きています。さらにどこでもＷｉ‐Ｆｉや携帯電話の電磁波が強くなり、毎日浴びている電磁波を感じない人は有害なことを知らずに生活しています。

家電製品店は化学物質と電磁波の影響が強く、ＣＳとＥＳ（電磁波過敏症）の私には避けたい場所の一つです。様々な場所で化学物質や電磁波等の影響を受けていることを自覚していない人を見るたびに、私は過敏のためこれらを受けつけられない体で幸せです。

有害化学物質のニオイや電磁波を瞬間で判断することができるＣＳやＥＳの人は、高度な検査機器と同じですから一家に一人いることにより家族も危険から守ることができます。アレルギー科の名医でCS診察もされている角田和彦先生の著書に「アレルギーの人達は一台数千万円〜一億円の高価な検査装置・センサーと同等の能力を持っている」と書いてありました。これら化学物質と電磁波の影響で何らかの現代病に罹患していくことが、科学的に研究者が立証しています。現代病になっても、原因は何かと探求しない人がほとんどです。西洋医療で治療しても、原因である食と環境の汚染を理解して変えていかなければ、また他の現代病（環境病・生活習慣病）になります。

ＣＳも現代病ですから原因は同じです。原因である化学物質等がなぜ人体に害があるのかを学ばなければ「少しぐらいはよいだろう」と利用を繰り返すため、改善しません。

私の二五年間の運動習慣で一般の人が利用する場所としてジムトレがあります。毎週二回一時間滞在していますが、二〇二〇年頃からトレーニングウェアに移るニオイが洗濯機だけでは落ちにくくなってきました。そのため洗濯機に入れる前に下洗いをするようにしたところ、完全ではありませんが以前よりニオイが落ちるようになりました。四〇〜四五度の蛇口のお湯で軽いゆすぎ洗いを三回行ってから、自然由来の洗濯用品等で一五分洗いの後脱水しています。今までは「洗い一回・ゆすぎ三回の後に脱水」をしていましたが、最近はこれではニオイがとれなくなりました。皮脂の汚れやニオイも、お湯でゆすいでから洗濯機であらうと落ちる結果もでました。

皮脂の汚れやニオイが気になる衣類は、今まで通り下洗いでお湯に酵素漂白剤やアルカリウオッシュを表示指示より薄めにして三〇分〜一時間つけ置きしてから洗っています。濃い色の衣類は染料が毎回出るので、生成やベージュなどの白系の衣類の方が皮膚にはよいことを実感します。

　水よりお湯の方が汚れもニオイも落ちますが、強力になっている香料の原因のマイクロカプセルは弾けると落ちにくいため、軽く洗い流したあとに緩い洗い方のコースがよいです。体臭や皮脂の量については年齢や体質により違ってきますので、自然由来の洗浄剤の選び方はそれぞれです。

　洗剤に入っている長時間香る化学の力マイクロカプセルが社会生活に撒き散らされていることは、新しい公害です。合成洗剤を作り続ける企業はビジネスとしてやっていることですから、売れなくなればやめます。合成洗剤の利用者に、合成洗剤の環境と人体への悪影響を知ってもらい、さらにCSの人が使える洗剤でも同じように落ちることを一般の人に広める方法で、個人的に伝えています。合成洗剤は汚れがよく落ちる、清潔というよいイメージをメディアが植えつけていますが、実際は違います。私の長年の経験からも、合成洗剤以外の自然由来のものや無添加石けんで洗っても汚れ落ちは同じです。

　合成洗剤の大きなデメリットは排水されて分解されることなく海に入ること。そして、衣類と髪についた（柔軟剤や髪につけるリンスやコンディショナー）合成洗剤は細菌・カビの細胞膜を壊して殺菌させますが、同じく人の皮膚と粘膜（下着）の細胞膜を壊します。そのため皮膚のバリア機能を低下させるので、アトピーなどのアレルギーがある人は皮膚病が悪化するのです。皮膚の弱い人はすぐに反応しますが、皮膚炎などの病気のない人にとっても細胞膜を壊すのですから、体によいことはありません。さらに環境破壊も大きいのです。

合成洗剤はCS・ガン・アレルギー・発達障害などの様々な現代病を持つ家族がいる人には使用をやめてもらいたいものの一つです。現代病を持たない家族がいないことはない、と思いますので全ての人にやめてもらいたい生活用品の一つです。

参考

角田和彦『アナフィラキシー』一七ページ、柘植書房新社、二〇一八年
古庄弘枝『マイクロカプセル香害』ジャパンマシニスト社、二〇一九年

香害、マイクロカプセル

柔軟剤などの香料に苦しむ人が増えて「香害」という言葉が広がりました。柔軟剤などの香りが長続きするのはマイクロカプセルを利用する方法を確立したことです。マイクロカプセルは、原材料がプラスチック（合成樹脂）で、香りを持続させるために香り成分を閉じ込めているカプセルです。この香りの入ったマイクロカプセルは、環境中に漂うと破壊される仕組みになっています。破壊されたプラスチックのカプセルの破片は有害物質で、人がそれを吸い込むと健康被害が起きます。人や動物が吸い込み、室外から出て環境に漂い、いずれは川や海に流れ込みます。

広く知られている海洋汚染問題のマイクロプラスチックもその一部です。

マイクロカプセルは弾ける前のサイズは花粉と同じで、弾けた後は黄砂と同じサイズになるため、香害であるマイクロカプセルを防御するには布マスクでは防げません。ＰＭ２・５・黄砂対応のオーガニックコットンのマスクを利用します。不織布のＰＭ２・５・黄砂対応マスクで使われる材料や接着剤は化学物質ですので避けます（参考図表Ｄ、一一六頁）。

またカプセルの原材料プラスチック（合成樹脂）は「杉並病」の原因の一つである猛毒イソシアネート（ウレタン樹脂の原料）と、シックハウスの原因として有名なホルムアルデヒドが使われています。

これだけ大量のマイクロカプセルが社会生活で漂っているのですから、花粉症のように四人に一人が化学物質過敏症という時代が来るかもしれません。人気のマグロやカツオの刺身を食べたら「大好きな柔軟剤の香りがした」ということが起こる可能性があります。

このような危険なことが一〇年以上も放置されて、ドキュメンタリー番組でこの問題を取り上げない理由は、洗剤大手メーカーがテレビ局を支えているからです。有名タレントがマイクロカプセルによる柔軟剤などを美化したＣＭ広告を放映するからテレビ局が経営できているのです。

これらの有害な化学物質をなくすためには、マイクロカプセルが健康被害を起こしていることを知っている人が伝えていく方法しかありません。またマイクロカプセルは柔軟剤だけではなく化粧品やシャンプーやデオドラントにも使われています。

参考

古庄弘枝『マイクロカプセル香害』ジャパンマシニスト社、二〇一九年
宮島英紀、神谷一博『あなたの隣にある杉並病』二期出版、一九九八年
ケイト・グレンヴィル『香りブームに異議あり』緑風出版、二〇一八年

第五章　住まい、電磁波、家電製品

有害な建材と家具1

化学物質過敏症（ＣＳ）やシックハウスや電磁波で体調を崩している人は、化学物質を排除した生活環境を整えて、薬や漢方薬を絶ち、添加物・農薬・化学肥料・遺伝子組み換えや放射能汚染の食品もやめます。そのため、スーパーマーケットやドラッグストアの大量生産メーカーの食品類や雑貨はほとんどが使えません。

普段の生活では、スキンケアなど肌から入り込む化学物質と、空間から吸入する化学物質があります。空間から粘膜吸収してしまうのは、毎日生活している住居や職場空間に漂う建材・消臭剤などの生活用品です。建築材も石油系で作られた製品がほとんどですので、有害性があります。

二〇〇〇年頃からホルムアルデヒド等が問題になり、この時代の住宅環境と比較すると現在は良くなってきていますが、シックハウスに苦しむ人はなくなりません。一〇〇年持たせる新しい施工として、高性能のウレタンフォームの使用や家の柱などの木材に防腐や白アリ対策のために強い薬剤を沁みこませる等、化学物質に弱い人には合わない技術が出てきているからです。新しい方法の家は気密性も高くなり、行き場のない室内の化学物質を吸収します。

化学物質を使わない方法で施工契約をしないと、石油系の接着剤を使った合板、集成材、ビニールクロスなどの建材が使われます。そして、現在の住宅はペアガラスいりのサッシを使い、断熱性や機密性の高い住宅が増えているため、家具や建材から出ている有害な化学物質を粘膜吸収しやすい環境です。

合板、集成材、ビニールクロスなどの安価で不自然な材料ではなく、自然素材の無垢の木を使い、壁は漆喰・珪藻土を使った家が人の体に適しています。食と同じく環境汚染がない時代の方法で、昔の建築方法である自然素材による木造建築になります。大量生産品でない材料のため坪単価が上がりますが、価格を抑えたかったら小さく作ることにより冷暖房費も下がるので経済的になります。

食の問題と同じです。不自然に量産されたものは有害性がありますが、価格が安い。有害物質のない昔の日本家屋の建て方だったのは、高度成長期の前の時代。現在のような化学物質漬けになったのは、食も家屋も同じく一九六〇年頃からです。近所の八〇代の人の話によると一九六〇年に田んぼで初めて農薬が使われて話題になり、危険を感じたそうです。

私の自宅は一九九八年に建てた家で、コスト削減のために安価で危険な建材が一部使われていました。その当時は、合板、集成材、ビニールクロスの危険性についての知識もなく、予算と地震が最大の関心でした。予算はオーバーしましたが、鉄骨で基礎をしっかりと行ったので地震対策については満足度の高い家です。

数年前から化学物質に対する反応が強くなってきたことから不安になり、シックハウスの原因となる建材を使っている所はリフォームしたいと考えるようになりました。一階が仕事の事務所と駐車場で、二階と三階が住居です。一階がコストを下げるために倉庫仕上げの事務所でしたので、建材が粗悪でした。住空間では、床と天井の建材が大きく影響を受けるそうです。倉庫はコストを下げて作るので倉庫が仕事場の人は、有害物質を吸い込みやすい環境にいることになります。

未来の自分の体のために、一階をリフォームしました。建材は天然の素材を使い、合板を使った家具も処分して、無垢材の家具を入れました。マイナスイオン発生装置がありますが、天然の木によるマイナスイオン効果である森林浴の方が快適です。マイナスイオン効果とは自律神経の調整や快眠、疲労回復で、CSが必要とする効能です。毎日の生活空間の化学物質をゼロにすることが理想です。

参考
神崎隆洋『いい家は無垢の木と漆喰で建てる』ダイヤモンド社、二〇〇二年
菅原明子『天然素材住宅で暮らそう』成甲書房、二〇〇六年

有害な建材と家具2

空間から粘膜吸収してしまう化学物質は、毎日生活している住居や職場空間の建材、家具・家電製品・雑貨などの生活用品からのものです。大量生産されている生活用品のほとんどは化学物

質に関わっている製品で体に有害性があります。そうでないものは少ないのですが探せばあります。

シックハウスの原因となるのは、ビニールクロス・合板フローリング・集成材の三点です。ビニールクロスは、現在の住宅の壁と天井の内装仕上げ材で種類が多く価格が安いのが特徴です。石油が原料のプラスチック素材で、柔らかくするために可塑剤が入れられているため、揮発性ガスが発生します。仕上げるときにはホルムアルデヒドが入った接着剤が必要です。昔は壁や天井では漆喰を使用していたので、調湿作用があり人の体にやさしい材料でした。

合板フローリングは、薄い板を接着剤で重ね張りしたもので、伸び縮みが少なく反りません。主として三種類あり、ボール紙とベニヤ板を接着、紙とビニールを接着、木くずを化学薬品で固めたもの、です。これらは高級住宅でも使われています。一枚板である無垢材は、生きた木であり反りや伸び縮みがおこりますが理想の材料です。

集成材は一般の建売住宅、アパート、倉庫などで、ローコストの土台には、米ツガか集成材が土台となっています。米ツガは、輸入されたマツ科の木で、湿気や腐りに弱いので防腐剤が注入されます。集成材は子片を接着剤で張り合わせたもののことで、輸入した白い松（ホワイトウッド）・ドイツトウヒ、スウェーデンプルース、ロシアエゾマツなどの木の集成材です。接着材の有害性と、高温多湿の日本には合わない木であることが問題です。無垢のヒノキか栗が、日本の環境にあった材料です。今回のリフォームでは、クロスは石油系でない天然材料のものを使い、ホルムアルデヒドの出る接着剤は使いませんでした。セラミックスの粉で接着しました。

セラミックの粒はホルムアルデヒドなどの有害化学物質を吸収する効果があるので、新しい家具や家電製品にニオイがあるときは三〇〇gのセラミックスの粒が入った袋を半年ほど置いて吸収させた後は廃棄しています。

また、リフォームの際に以前の壁が残った所には「クレイ」を塗りました。「クレイ」は泥の天然材料で漆喰と同じ効果があり、ペンキのように刷毛で塗ります。フローリングと床下は無垢材を使いました。

合板の机などの家具類は処分して、机は自然素材を扱う家具店で天竜ヒノキの机を買いました。無垢材の家具は空間を大きく変える効果があり、ヒノキは軽いので移動するときに楽です。

ホルムアルデヒドが抑えられているF☆☆☆☆（Fフォースター）のマークの家具は少し価格が高くなりますが、CS重症者でなければ使えます。Fフォースターとは、二〇〇三年三月に壁紙の日本工業規格（JIS）改正により、ホルムアルデヒドの放散量の性能区分を表わすために表示することが決められました。ホルムアルデヒド等級の最上位規格を示す安全性についてのマークですが、反応は個人差があります。想像していた以上に住空間がよくなり、今までの空間に有害物質が漂っていたことがよくわかりました。

参考

神崎隆洋『いい家は無垢の木と漆喰で建てる』ダイヤモンド社、二〇〇二年

菅原明子『天然素材住宅で暮らそう』成甲書房、二〇〇六年

住居問題

私は少しずつリフォームをして、様子を見ながら住環境を改善しています。環境を改善しても数年後には様々な問題が出てきます。個人の生活環境の変化だけではなく、環境汚染と社会生活の規制や変化は突然理不尽に起こります。CSは環境問題に生活が左右される病気のため、一度に高額なリフォームは避けています。

リフォームの場合、シックハウスの原因となるところをリフォームしますが、家族の理解が必要になります。住居問題は、一度にかかる金額が大きいので深刻な問題です。住んでいる所が賃貸であれば、リフォームの制限も出てきます。

急に発症してしまい、自宅に住めない程度に化学物質があるのであれば、自宅近くで居住可能な賃貸を探して移転することがお勧めです。安価なリフォームを長年していない家の方が化学物質が出ていないのでCSが生活できる確率が高いです。なかなか見つからない場合は、経済状況に合わせて滞在ができる環境のホテルなどに避難する方法があります。

二〇〇三年七月の建築基準法の改正で、建物内でホルムアルデヒド濃度を出さないように施工されるようになりました。つまり二〇〇三年までの建物にはホルムアルデヒドが出ていて、半永

久的に揮発されないということです。主なホルムアルデヒドの原因は合板、塩ビ壁紙とプラスターボードに使われていた接着剤です。古い建物だから安全ということではありません。

ＣＳに理解のない家族との生活と別宅の生活を半分にして、家族から縁は切らず依存はせず、距離を取り親戚の家の空き家を利用している人もいます。原因物質から離れることにより体調がよくなり、今後の生活を冷静に考えることができるようになります。

マイホームを土地から探す時は、周辺の環境の調査が必要です。自然が多い山や海、過疎地は廃棄ゴミ処理場やメガソーラー・風力発電所・携帯電話の基地局が多いからです。メガソーラーには必ず変圧器が近くにあり、それは健康な人の体にも有害です。

受け継いだ土地の人は、街中・家の近くに集合住宅がある・新築の新しい家に囲まれている等は対策が必要です。化学臭（洗剤、芳香剤、新築建材）と、室外からくる電磁波（携帯、Ｗｉ‐Ｆｉ、スマートメーター）やエコキュート、携帯電話のアンテナ、変電所は危険です。住空間で逃れられない一番危険な電磁波は、携帯電話とＷｉ‐Ｆｉ機器、オール電化の住宅とスマートメーターです。室内の家電製品の電磁波は、電子レンジ以外は大きな問題がありません。ＣＳの人にとり電磁波は、体を疲弊して弱らせるので反応しなくても注意が必要です。

私の自宅リフォームでは、無垢材の床板の接着などは「にかわ」です。床下のコンクリートにビスが使えない状況から、接着材が必要となりました。コンクリートボンドは有機剤が多いのですが、有機剤でないドイツ製の天然材料の鉱物充填剤を使いました。壁は（株）ワンウィルの漆喰珪藻土《しっくいけいそうど》を使います（職場の壁の天然塗料は、ドイツ製のクレイペイントを使っています）。安全な建材は増えていますので、化学物質過敏症の未来は暗くありません。

参考

足立和郎『化学物質過敏症の暮らしと住まい』一三六〜一三九頁、緑風出版、二〇二一年

地元だけですが、ＣＳ住宅とリフォームについては店舗の近くにある一級建築士が経営する設計企画会社が良心的に行ってくれます。

ワンネス設計企画（株）〒四三〇‐〇八一二静岡県浜松市南区本郷町一三〇八‐一四　ＴＥＬ〇五三‐五四五‐九一一一

生活環境（セカンドハウス）1

ＣＳで電磁波にも弱い私が住めるセカンドハウスが見つかりリフォームしました。自然材料を使うことにより空気がよくなり、今までで一番住みやすい空間になりました。ＣＳのリフォームは難しく、自宅を二回リフォームしていますが、次から次へと難題がでてきます。とりあえず、自宅リフォームは「今現在問題となるところだけ、最低限リフォームすること」です。数年後には、また新たな問題がでてくるため一度に全部解決しよう、ということは避けます。五年前リフォームした後から様々な問題が出てきています。年々強くなる洗濯の洗剤のニオイと、特定はできないのですが外からの電磁波が急に強くなってきたことに苦しんでいます。毎朝窓を開けると、

数件分の洗濯洗剤や柔軟剤の強いニオイが入ってきます。柔軟剤に使われるマイクロカプセルの量が増えているため、マイクロカプセルの粒が自宅の物干しやベランダにこびりつくようになりました。これは五年前にはなかった問題です。そして近所で新築工事が毎年行われているため、いつもどこからか化学物質のニオイが漂っています。

Ｗｉ－Ｆｉは年々強力になり、近所に新築住宅が増える度にＷｉ－Ｆｉが自宅の中にたくさん入ってきています。さらにオール電化の家が増えてソーラーパネルの変圧器から電磁波がでる、住宅密集地のエコキュートの低周波騒音、携帯電話のアンテナも増えて電磁波も強くなりました。近隣で新築の家が五～六件できたことにより電磁波と化学物質のニオイ問題が増えて不眠症や倦怠感が強くなりました。

愚痴を言っても解決はしないため自分が移動するしかありません。この問題が出てからは毎週海が目の前にあるホテルに一泊することにより、体調を整えました。自然界が建物の前にあることにより、化学物質も電磁波も減るためよく眠れます。結局はセカンドハウスという逃げ場所を検討することになりました。数年前は、セカンドハウスに住むことは考えてもみなかったことです。

化学物質や電磁波のない場所は田舎・山方面を考えますが、田んぼや畑が多い所では農薬・化学肥料を使う所は危険です。過疎地にはメガソーラーや風力発電が多く電磁波と低周波騒音が出ています。森林や高原、大規模な田畑は、定期的に空から農薬が撒かれます。山方面で安全な所となると、無人の山奥です。安全な山奥となると主要駅からの場合は二時間かかる場所です。グーグルマップで見ると、過疎化地域にはメガソーラーや風力発電や放置された田畑が確認できます。自宅や職場から遠い場所はセカンドハウスには不向きで、私の場合は三〇分以上継続しての車の運転ができません。車は無臭ですが、電磁波や車内に使われている化学物質で倦怠感が出ます。管理の良い別荘地区か、別荘として使われているリゾートマンションを検討しました。古いリゾートマンションは別荘で使う人が多く居住者は二割程度でした。電磁波も化学物質もほとんど出ていません。毎年夏に通っている海水浴場の隣にあるリゾートマンションということもあり、馴染みもあります。リフォームは安全な自然素材を使いましたが、良心的な価格で成功しました。

生活環境（セカンドハウス）2

セカンドハウスは住宅街にある自宅より室内の空気がよく、海が前のため外の空気も心地よいです。購入時築四三年で一度もリフォームされず、五～六年利用されていない部屋のため傷んでいましたが使えるドア等は一部そのままで、リーズナブルに自然素材を使ってリフォームしました。床は全てかば桜の無垢材、壁は国産の漆喰と珪藻土とセラミックパウダー、ダイニングとリビングは壁をとり繋げました。見積は二カ所から出してもらい、決めた地元の「ワンネス設計企画（株）」は直営方式のため通常より二割安くリフォームができました。CSやアレルギーのある人は、事前に注意することを相談すれば真摯に対応してくれる希少な設計事務所です。但し各職人さんは無香料とは限りません。浜松市周辺のみの対応になります。

アレルギーがあるためカーペットは使いません。バスルームは狭いのでビニールクロスを使いましたが、それ以外の床は全て無垢材です。天井と壁は珪藻土《けいそうど》と漆喰《しっくい》ですがニオイがあるため、ニオイをおさえるセラミックスの粉を建材に混ぜました。

接着剤についてはニカワや植物系のものなど、私が使える建材を探してくれました。CSやアレルギーのある人は細かい対応が出てくるので、このような要望を拒否する住宅会社もあります。

遠州灘と浜名湖を繋げた「今切口《いまぎれぐち》」がベランダから見えますが、一四九八年の明応地震による地殻変動で出きた風景です。現在の南海トラフ地震にあたる明応地震の前は、遠州灘と浜名湖は繋がっていませんでした。現在、南海トラフの地震が起こる周期に入っているので地震による津波がくる場所ですが、景色はよいです。マンション前の海水浴場は遠州灘からきれいな海水が流れ込む場所で、天然の干潟《ひがた》もありアマモが生息していて海水療法するのに適しています。

アトピー等のアレルギーのある人達は、ここの海水浴場を毎年利用しています。私が一年中癒されているのは、空と夕暮れ時、朝焼けと朝に見える月です。湿度が高い環境のため、天気に恵まれた日には朝と夜は強い赤色の空が楽しめます。自宅や職場からは三〇分で到着します。現代病のある人は、海の前などの自然界で生活する方が体調が改善します。

社会生活において化学物質・電磁波はなくならないため、これからも想定できないことが起こると思います。逆境は何かのチャンス、これからも化学物質と電磁波の問題が出てきたらよい事にも繋がる方法で解決していきます。セカンドハウスを持つことにより、長年保管していた私の大作の絵を展示する場所ができたことがよかったです。今まで倉庫に預けていた絵の保管料とマンションの管理費が同じ金額なので、絵の管理の問題が同時解決しました。

仕事がお休みの日は、セカンドハウスで生活するようになり、快眠になりストレスも少なくなりました。年間を通してベランダの前はウミネコ・カモメ・カワウ・鳶《とび》等の鳥が通り、天然の干潟《ひがた》もありバードウォッチングができます。遠州灘の海平線も見え、日の出と日の入りの風景は素晴らしく、夏は部屋の前のビーチで海水浴ができるのでセカンドハウスの生活が楽しくなりました。

人はより自然の近くに体を置くことで質の良い睡眠が得られ、自然から離れた食をやめることにより体が変わり、心地よい生活できるということを確信しています。セカンドハウスを持つ前は、フルタイムの仕事に対して自信を失っていましたが、自然の多い場所に週三日過ごすだけで活動力が二割上がりました。

生活環境（自宅）3

一階のリフォームから六年ぶりに、二回目の自宅二階のリフォームが無事に終了しました。天井と壁はセカンドハウスと同じ漆喰《しっくい》と珪藻土《けいそうど》です。一部の壁は職場の壁と同じクレイ（泥）、フローリングと新しい壁はスギとカバ桜の無垢材です。毎日の生活で主となる場所のため、引越しのような大変さでした。バスルームを四カ月前に、その後ワンルーム（キッチンとリビングとベッドスペース）という順番です。覚悟はしていましたが、日々使う荷物を箱に入れて三階と一階に置くのに五日間かかり、リフォーム後に荷物を広げるのに七日間、仕事を休業しながらの作業となりました。

CSがリフォームで気をつけなくてはならないことは「解体中は絶対に家の中に入らない」ことです。しかし、入らないわけにはいかない用事ができますので、そのような時に、リフォームをお願いした設計事務所や建築会社の理解度が大きくなります。解体中は、現場監督さんにCSのための気遣い養生がなければ乗り切ることはできません。

今回も、セカンドハウスのリフォームと同じ設計事務所にお任せして成功しました。二階は一〇年前からリフォームを計画していて、ようやく実現できました。一階の空間が一番空気が悪く初めての自宅自然素材リフォーム、そしてようやく毎日の生活の場である二階が快適になりました。少しずつリフォームしていくと課題が出てくるため、次回はさらにうまくいきます。そして生活空間に起こる化学物質問題は、次から次へと出てきています。

自宅のリフォーム工事のついでに電磁波を遮るシートを入れることを検討していましたがやめました。窓や家の上下（床下と天井）までの工事は不経済なので、完璧に入れることができません。

電磁波を遮るシートを壁面だけに入れても室内の家電製品の電磁波が強くなり、Ｗｉ－Ｆｉや携帯電話の電波が入りにくくなります。五年～一〇年後は環境の変化でまた新しい問題が出てきます。私は電磁波検定士を取得するために勉強したことで、経済的に電磁波をカットする知識を持っていました。そのため、毎回室内の電磁波を少なくする方法をリフォーム経験に生かすことができました。

仕事をリタイアしたら離島に移転するか、または年の半分だけ自然の多い場所で生活することを考えています。

電磁波

ＣＳは電磁波過敏症（以下ＥＳ）を発症する傾向があり、北條洋子博士（尚絅学院大学名誉教授）の研究では八割がＥＳという数字を出しています。また日本の人口の三％～五・七％がＥＳと言われています。二〇〇〇年の北欧閣議会議で、スウェーデン、フィンランド、ノルウェー等の五カ国はＥＳを病気として認めています。現在は電磁波に反応していなくても、電磁波の知識は難しく時間がかかりますので事前に勉強することをお勧めます。

電磁波は高周波マイクロ波（携帯電話・Ｗｉ－Ｆｉ機器）と低周波の電場と地場（家電製品等）の二種類があります。人体へ強く悪い影響があるのは高周波マイクロ波の方です。電磁波の意味がわからなくても注意することは最低三つです。①電子レンジや携帯電話の常用をしない。②使わない家電製品の電源は抜くこと。③パソコンと携帯電話は、夜寝る前や使わない日はＷｉ‐Ｆｉ機器と携帯電話の電源を切ること。

電磁波の影響を知るために電磁波測定器で調べるのであれば、高周波マイクロ波と低周波の電場と地場が測定できるものでなければ電磁波を注意することができません。信頼ができるメーカーのもので三万円位です。家電製品の低周波だけの電磁波測定器は安価ですが、有害性の高いＷｉ‐Ｆｉや携帯電話の高周波測定ができません。

また仕事で毎日パソコン使用の人は、ノートパソコンでバッテリー充電した状態で使い、電源は抜くこと。ノートパソコンのキーボードの下は電磁波が強いので外付けのキーボードを使うことです。デスクトップパソコンの場合は、本体から一ｍ体を離す配置で使用すること。

電磁波が一番出ているのは高周波の電磁波の「携帯電話とＷｉ‐Ｆｉ機器」で、室内の家電製品は一ｍ離れていれば大きな心配はありません。同じ高周波の電磁波スマートメーターも注意が必要です。また政府が全国的に推進している「スマートシティ」が今後脅威になります。スマートシティとは五ＧやＷｉ‐Ｆｉ等の無線通信機器を利用して、街中に設置した機器を通じて消費者の年齢や性別、行動、電気設備の稼働データ、天候や大気汚染のデータ等を集めてＡＩで分析します。そのデータに基づきインフラ（日々の生活を支える公共施設、ガス、水道、道路、線路、電話、電気など）や公共交通機関、電力システムの運営を最適化させていくこと等が一部の目的です。

日常生活で電磁波が多く出ているものの順番としては、携帯電話（体に近づけない、耳にあてない）・Wi-Fi機器・監視カメラ・電子レンジ（使わない時はコンセントを抜く）・ホットカーペット（電磁波カット九九％と広告していても半分しかカットされていません）。コンセントの束（一m離れること）・冷蔵庫（コンセントにアースがあればアースをとる）・除湿機や加湿器等（一m離れる）・電力会社のスマートメーター（まだ安全性が実証されていない）。今後はガスや水道もスマートメーターにすることが推進されているので注意が必要です。また屋外ではスマートシティが進められているため、数年後は電磁波の影響が一番大きくなる可能性があります。

どこか特定のところにいると気分が悪くなる時は電磁波が強くでている場所か、または化学物質が多く発生しているので避けます。化学物質や電磁波に弱い人は体がセンサーのため測定器がなくても最低限の測定ができることはメリットです。私は高周波と低周波の両方を測定できる電磁波測定器を携帯していて、威圧感がある時に測定しますがどちらかが出ていいます。数字が出ないときはニオイのない化学物質が出ていることを疑い、体調に異変を受けた時は怪しい場所を記憶しておきます。電磁波測定器の数字が出ずニオイもないが、動物的に反応があった場所はいつか原因究明したいと考えています。

参考

加藤やすこ『スマートシティの脅威』緑風出版、二〇二一年、一二頁、三六頁

家電製品

ＣＳの家族がいる場合、基本的に家電製品はすぐに使えないことを覚悟します。私は必要な時期の一～六カ月前に買う、ということを念頭に置いています。家電製品店は長居できる場所ではないため、買う予定の商品の知識を身に付けてからネットで下調べをして家電製品店に行っています。店員さんとの質問のやりとりは、知識を持って臨む方が長居せずにすみます。

一年以上前に洗濯機を買い替えました。大型家電製品ですのでプラスチック臭もその分大きく非常に緊張しました。

中古の方がよい家電製品もありますが、洗濯機の中古は合成洗剤が付着していて使えません。合成洗剤を使った洗濯機は有害物質を家に入れることとなります。新中古品の家電製品を探して選択しましたが、これは正解でした。新中古品は売れ残ったものですから安いのですが、中間の手ごろな価格や大きさのものがないのが欠点です。

希望より大きく高価なものを買いましたが、販売されてから一年以上経っていたのでニオイ問題は許容範囲でした。希望の大きさのものを半年～一年前に買って小屋などに置いておくという方法もあります。

しかし、一年経った今でも体調が悪いとニオイが気になる時があるので、大型家電製品は製造から二年以上経っている電化製品が理想だと思いました。

職場ではエアコンを使うため先日、新しい加湿器を買いました。加湿器はコンパクトなので、使用しているときにニオイが出ないモノであれば問題ありません。経験から、スチーム式加湿器にしました。スチーム式は電気ポットに近い設計で、給水と手入れが楽で一度水を沸騰させるので衛生的です。プラスチック臭や電磁波の問題がない家電製品でした。

家電製品と電磁波

新しい家電製品のプラスチック臭等の原因は、有害化学物質のため健康被害を受けます。これらの新品のニオイが「イイ香り」と思う人の体の中に（主として脂肪に蓄積されやすい）化学物質が蓄積されています。新しい家電が生活の場に入ると、化学物質に弱い人は吐き気や頭痛等の体調不良を起こします。新しい家電製品はベイクアウト（有害化学物質を揮発させる）してから使うという方法があります。ネット検索しますとベイクアウトの方法が数種類出てきて、専門業者もいます。

経験した対策として、以前洗濯機を新しく買い替えした時に入荷してから一年近く経ち売れ残ってしまったものが格安で出されている「新中古を買う」という方法があります。

今回は店舗で使う冷蔵庫の購入で、購入する型が決まっているため選んで買わなくてはいけませんでした。大型販売店に直接出向いて相談しましたところ、冷蔵庫の支払いをするとメーカーから販売店の倉庫に入庫されて出荷を待つそうです。数カ月の保管ができる、とのことでしたので一カ月以上後に納品してもらうようにしました。結果、化学物質臭が少しありましたが、幸いと苦しくなるほどではなく、化学物質を吸引するセラミックスの粒を冷蔵庫の中と外に置きました。四カ月後には化学物質のニオイがなくなりました。吸引させたセラミックスの粒は廃棄します。

大型家電製品を購入する時に気になるのが電磁波です。化学物質に弱い人の七割近くが電磁波にも弱い。私の経験値からですが、今は電磁波に過敏でなくても突然電磁波に反応する人は多いので、事前注意した方がよいです。

家電販売員に冷蔵庫やエアコンのアースについて話をすると「アースをとるのは放電のためであり、電磁波をなくす方法ではない」と言われます。以前他の家電販売員に聞いたとき「放電しないように製造されているので、アースがついていないものがほとんど」ということも聞きました。また電磁波についての知識を聞き出すために電磁波の話をしたところ「携帯の電磁波が一番強い。電磁波を気にするのであれば携帯を使わなければいい」と言っていました。それについては、私の勉強してきた知識と同じでした。

日常生活や社会生活において一番電磁波が強いのは「携帯電話とＷｉ‐Ｆｉ機器からでている電磁波」です。夜間は使用を控えて携帯電話とＷｉ‐Ｆｉ電源を切る習慣を持つことは基本です。オール電化は、電磁波に弱い人は生活できませんから、電磁波に弱くない人の体にとってもよいわけがありません。使い続ければ、突然現代病（環境病、生活習慣病）になる可能性があります。家や職場のすぐ横に「携帯電話の鉄塔や基地局がある、電信柱に大きな変圧器がついている、メガソーラー（大規模太陽光発電）がある、お隣にエコキュートがある、ソーラーパネルがある、変電所がある」等の問題がなければ、携帯電話とＷｉ‐Ｆｉの利用に気をつけて、体から一ｍ以上離す、使わない時間が長くなる時は電源を切ることです。

電力会社の使用電力を電波で計測するスマートメーター（Ｗｉ‐Ｆｉと同じ内容）を切り、手動計測を電力会社にお願いすることも大切です。電磁波の知識の浅い人がよく間違った認識をしていることは共通しています。照明器具、家の前に通る電車、テレビの電磁波、等々。それらは電磁波測定器の数字が証明してくれますが、気にする範囲内のものではありません。また室内の電磁波については、電化製品のプラグを差す壁のコンセントが多いと危険度が増しますが、たくさんの電化製品を使わないことと、使わないときはプラグをコンセントから抜く習慣を持つことです。

室内と室外からの電磁波を気にして室内に電磁波カットシート（壁の珪藻土《けいそうど》に混ぜるという方法もあります）を貼っても、窓や天井や床は電磁波カットできていません。窓がなく壁だけの部屋に電磁波カットシートを入れた場合、室内でＷｉ‐Ｆｉ機器や携帯電話は使えなくなります。そのような室内で家電製品を使うと電磁波が反射して強くなるため、電化製品は使えません。

鉄のかたまりである車の中で携帯電話を使うと電磁波が反射するため、建物の中より電磁波の影響が強くなります。車に乗ると眠くなる、注意力が落ちる、という人は電磁波の影響を受けているケースが多いようです。高性能の車はメーターはデジタル式、カーナビやＥＴＣシステムなどの電子機器が電磁波を出しています。

電磁波を気にするのであれば、勉強が必要です。理論と経験をして理解することに、私は数年かかりました。電磁波の理解は難しく、電磁波についての信頼のできる本を選びましょう。私はそれでも疑問がなくならないため、電磁波検定士の資格を取りました。講習を受けて勉強してからは理解が深まりました。電磁波の知識は、玉石混交なネット情報をぐるぐる巡り理解できるような簡単な内容ではありません。

また二〇一五年に電磁波検定士の資格の講習を受けた時は、アースをとることにより電磁波は少なくなる、と教えられました。欧米の電化製品はアースが義務付けられているが日本ではアースがついていない家電製品が多く、家を建てるときも申し出ないとコンセントと共にアース穴をつけてもらえないことも案内されました。この「アースをつける」ことについては、持っている知識の範囲内では未だに悶々とします。どのような冷蔵庫にも二〇二三年の現在でもアース線はセットされていないので、別売りのアース線を購入することになります。二〇二二年に買った業務用冷蔵庫にはアース線がついていましたが、家庭用冷蔵庫にはアース線がついていませんでした。家電量販店で五ｍのアース線（六〇〇円位）が店頭で販売されていましたが買う人がほとんどいない、とのことで種類がありませんでした。電化製品のアースをとる、ということについては家電製品のメーカーや販売店では対策がなく不明瞭です。

第六章　医療、代替療法

専門医の受診

化学物質過敏症（ＣＳ）・電磁波過敏症（ＥＳ）は画期的な治療方法がありません。患者は増えていますが診断書が出せる専門の医師がいる病院は全国で数カ所位です。専門医ではないのに診断書を出す医師が出てきていますが、ＣＳに長年精通した医師でないと診断書の効力はありません。障害年金や裁判等の公的な手続きに差が出てきます。個人病院の診察は自費、保険証が使える所もあります。ＣＳの診断は問診と対面診察と検査です。日本ではＥＳについては、日本で認められていない症状のため専門に診察する病院はなく、診断書は出ません。ＥＳで障害年金が受給できると宣伝している社会保険労務士が複数いるので、メールと電話で取材しました。取材を受けてくれた事務所名は出せませんが、ＥＳは認められていないため精神疾患の診断書で受給しているとのことでした。

また、重症化して寝たきり状態で、化学物質を出す家の中の製品を全部外に出しても苦しく、電磁波反応があるようでしたら、ブレーカーを切ってみます。それで楽になるようでしたら、電磁波過敏症も併発していて苦しいのかもしれません。

ＣＳは薬剤の治療をすると悪化する人が多く、タチオン等の解毒剤は試してみないとわかりません。患者の症状により治療薬としてタチオン、ビタミン剤、漢方薬、トリプタン系薬剤が処方されます。軽度や急性の人で効果がある人がいるかもしれませんが根本的な解決方法ではなく、重症になると薬の排毒症状に苦しむことになるという先生もいます。

ＣＳの人が眼病になり医療を受けなくてはいけない時に、ＣＳのため使えない薬が多く注意が必要なことを理解してもらうために「ＣＳ診断書」を眼科医に見せたそうです。しかしその医師はＣＳを知らない様子で怒りだしたそうです。しかし事前に「薬が使えるかテストする」という計らいはしてくれたとのことです。また、マスメディアからＣＳについて取材を受けた際に「診断書を見せてください」と言われました。

二〇二〇年に市内の総合病院全てに化学物質過敏症の理解を求める活動をしましたが、事務局・看護で理解していた人は一人もいませんでした。市内の総合病院でＣＳ症状ではないかと診断されたことのある人がいますが、専門ではないため指導・治療、診断書はできないと言われたそうです。

ＣＳを発症する人が増えていますが専門医の受診をしないで、自己診断で自己流治療をしている人がいます。そのような人から健康食品・免疫療法、波動商品・洗脳商品を勧められることがあります。一時的によくなることはあるようですが、高額で根本的な解決にはならず、それらの療法はやめたら元に戻るのですから不自然な方法と考えています。

住宅関係の方が力説する「すべての体調不良は環境が七割以上だ」と言って見せる図表がありますが、証拠はありません。環境で七割であれば、新築・リフォームすることによりほとんどＣ

Sが改善することになりますが、そのような事例はありません。生活環境改善だけで治ってしまうような簡単な病気ではありません。

食と環境の両方の改善が大切で、それらを完璧に目指すことでよい結果はでてきます。どちらかだけで改善した人を私は知りません。

イギリスの民間療法で広がっているフラワーレメディ（ホメオパシー）は補助として効果のある人がいます。CS以外の人では、薬に頼りたくない人達に人気があります。私は一時期利用していてそれなりの効能がありましたが、現在は必要がなくなり使っていません。

診断書、対症療法

CS診断書は、病気のことを全く知らない人の理解を得るために出してもらいました。隣の家のFRP工事の化学臭で体調を崩した時に、口頭で説明しても隣の人に理解されず困ったからです。また職場の裏が駐車場のため、車をバックで駐車されるので排気ガス臭にも困っています。花粉症のように誰でも知っている病気ではないため、診断書を見せる方が理解してもらいやすいからです。

会社勤めをしている人は社会保険（厚生年金・健康保険）の保障があるため「CS診断書」を出してもらうことにより、一年六カ月後に障害年金がもらえる可能性があります。診断書はCSに精通した医師でないと出せない理由は、二〇〇九年に病名がようやく認められたばかりだからです。

診断書作成や労災認定や各種障害年金申請、保険診療については、どのような検査や治療が保険適応になるのか決まっていません。また一人のCS診察にかかる時間は長く、その対応には各科にまたがる広範な知識と経験、さらには医学以外の知識、多職種との連携能力が必要とされます。障害年金を簡単に受給しようとしている人が増えるのと比例して、CS診察の経験の浅い医師や精通していない医師が簡単に診断書を出すようになり、それが診断書疑惑という社会問題になっています。

以前は平気で使えた洗剤や薬剤、住宅の建材や家具のニオイ、排気ガスなどで気分が悪くなり、五〇代で発症している人が増えています。CS・電磁波過敏症（ES）は、一般に認知されていないため患うと苦労します。

私は少しの時間でしたら新聞が読めますが、体調不良のときはインクのニオイが強くて読めません。少しでも吸い込むのは体に良くないので読むことをやめました。車両の多い道路を歩くときはマスクがないと排気ガスで気持ち悪くなるので使用しますが、夏は呼吸困難になります。猛暑の時はマスクが使用できず、排気ガス・生活臭・社会臭を吸い込むため気分がすぐれません。

最近、新品の家電製品のニオイのする人が増えていますが、電磁波を強く浴びている人なのか、化学物質を吸収している人なのか、人ではなく家電製品と話をしているような感覚で独特な化学臭です。これについては、CSを発症した人には通じますがそうでない人にはわからないそうなので、特別な嗅覚かもしれません。

CSを診る医師は患者の症状により対応は様々ですが、薬は化学物質ですから使うことで悪化することが多いため出さない先生もいます。ビタミンCには体内の化学物質を分解する働きがあることからビタミンCの必要量が増えるため多めに摂取することが勧められています。それによりビタミンC、症状によっては解毒剤が処方されます。サプリメントをすすめる先生もいますが、サプリメントが反対の先生もいます。

私は持病の治療のためにサプリメントを利用していた期間が二～三年間ありましたが、サプリメントは薬と同じで確かに効果がありましたが、長年の服用で原因不明の湿疹や胃腸障害の副作用が出ました。やめたことにより服用により認められていた症状は消えました。サプリメントを飲んでいると躁鬱《そううつ》の「そう」の状態になり、一時的に元気でパワフルになりました。それは本来の体力や元気ではなく、サプリメントをやめれば元に戻りました。

サプリメントを勧めた友人は、いつも不自然な「そう」状態です。またサプリメント派の友人の子供が重症なアトピー性皮膚炎であることにも疑問がありました。同世代の子供を持つサプリメント否定派の友人の子供は丈夫でアレルギーがありません。

サプリメントや健康食品は薬と同じでメリットとデメリットがあることを経験しています。個人的意見ですが、サプリメントは現在の問題を解決してくれましたが副作用が出たことから、私の体には合いませんでした。西洋薬や漢方薬や健康食品と同じで常用するものではなく、対症療法であり根本的な病気の解決にはならないと判断しています。

整形外科

二〇年以上前から私は膝の関節の病気のケア、一五年以上前から首の椎間板ヘルニアのケアが目的で運動してきましたが、数年前から腰痛が出てきました。コロナ禍で、様々な建物がアルコールと塩素消毒漬けになり、長年通っているジムトレーニングの建物も過剰な消毒臭問題で休んだ時もありました。その後ジムトレが行政の指示で四カ月間休業したことから、運動不足が原因となり腰の椎間板ヘルニアが出ました。腰の椎間板が潰れていることは自覚していましたが、レントゲンによると下三つの椎間板が潰れていることがわかりました。整形外科でお世話になっている病院は、今回のヘルニアでも注射も手術も進めずストレッチを指導します。むち打ち、指の骨折、関節炎、腱鞘炎《けんしょうえん》、ばね指の時もお世話になりましたが、リハビリだけでした。早く薬で治したかったら他に行きなさい、という先生です。使えない薬の多いCSにはこのような治療をする先生が向いています。

腰のヘルニアは二日間歩行困難、治るのに二週間かかりました。激痛でしたが痛め止めの薬を飲まなかったおかげで、先生が予測していたより早く治りました。薬は一つの目的だけの作用があるわけではなく、必ず求めていない作用が出てきます。そのため、治るのが遅くなります。膝の故障と首と腰の椎間板によい効果のあるトレーニングを行っていたおかげで、自分の体が保たれていたことが今回よくわかりました。

オーガニック生活より先に始めた定期的な運動ジムトレ。スタートしたきっかけは反復性膝蓋《はんぷくせいしつがい》骨脱臼《こつだっきゅう》で右側を手術したのですが、左側も必要があると言われたためです。手術がいやなら膝の周りを中心に筋力をつけることと言われ、運動が得意でもない私が定期的な運動をするきっかけになりました。

定期的な運動をしている方が体によいことが実証されて、よい経験になりました。疲れていてサボりたいとき、それでもジムに行く長年の習慣、これは正しいことでした。個人の経験ですが、定期的な運動、安全な食事、生活環境を整える、この三つが揃って持病を持つ私は普通の人に近い生活ができています。持病は、婦人病、膝、首と腰の椎間板ヘルニアで、化学物質と電磁波に過敏なことです。

薬、代替療法

精神科で出す薬を常用しないでほしいことを友人知人に伝えていますが、なかなか減りません。薬で病気が治ると考えている人ほど精神科、心療内科、メンタルクリニックを気軽に利用する傾向が見られます。精神薬に限らず、薬（漢方薬も含む）は継続して飲むことにより別の病気になります、薬の別名は毒です。何らかの薬を何年、または何十年も飲むことをやめることにより、原因不明の体調不良が治った人は、私の他にお客様や知人友人でたくさんいます。

ＣＳと判断ができる人が、家族などの要望で精神科に入院させられてしまうことがあります。専門医の診察は受けていないＣＳと思われる三〇歳前後の女性が、周りの判断で精神科に入院させられたことがあります。入院後に一度お会いしていますが、体から強い薬のニオイが出ていて表情は苦しそうでした。私の周りの人では精神科の薬の常用で治った人はなく、長年の常用で自殺してしまった人が三名います。またその専門については内海聡先生（内科医、ＮＰＯ法人薬害研究センター理事長）等、臨床の経験のある医師が書物やＳＮＳで報告しています。

また明らかにＣＳではないのに、自称ＣＳという人もいます。シックハウスでパニックになり苦しんでいたので、ご自宅に行くとシックハウスではないこともあります。その逆で、長年住み続けているため自宅がシックハウスであることが分からず生活している人もいました。食品類をある程度気をつけているのに改善しない人は、住居か職場がシックハウスか化学物質の多い環境であることがあります。

ＣＳの誤診に多い気管支系や不整脈の薬等を数年も飲み続けている人が多数います。もし誤診の場合は薬の効果はなく体調不良になります。しかしＣＳ以外の持病の場合は、薬で悪化するＣＳであっても効果のでる可能性もあるかもしれません。そのような人が数人いるため口出しをせずに様子を見ていますが、CS症状がよくならないことは確かです。

CSを診ている先生が、電話やオンライン診察で診断書を出さない理由がよくわかります。判断が難しい症状ですから、面談と問診と検査は必須です。さらに家庭・職場訪問で現場を見ることによりCS診断が成立しますが、現実的には生活環境の確認までは困難です。

CSを改善させるのは実にシンプルです。CSである診断を受けたら化学物質を体に入れない、化学物質を環境から排除する、化学物質のある場所に行かないこと、です。そして体を動かして適度な筋力をつけること。私の指している化学物質とは、農薬・化学肥料・添加物・遺伝子組み換え食品・放射能汚染食品・化学物質の雑貨や家具類・化学物質の多い住居のことです。発症した人は、これらを徹底して排除することです。

自然食品を利用している人は病院を受診しない人が多く、東洋医学医療・民間療法のコンニャク湿布などの手当法を実践しています。私は、西洋医学医療・東洋医学医療はほとんど受けません。簡単にできる民間療法を利用しますが、頼ってはいません。民間療法もどうにもならない症状が出た時のみ、自然療法の大森一慧《かずえ》先生（純正菜食料理研究家。栄養士）や東城百合子先生（自然食・自然療法を指導。栄養士）の本を開いています。民間療法の手当法は病気になったときの補助と考えています。症状がないのに健康維持をするために何らかの療法はすべきではないと、経験から判断しています。それらは一時的に効果があるので多くの人が実践している方法です。たとえば肝臓の調子が悪くないのに手当法を行うのは、肝臓を怠けさせてしまうと考えています。体調不良になり自然治癒力が働かなかった時にだけ、手当法を試しています。

持病が悪化した時

ＣＳの疑いのある人には、診断をしてもらうように伝えています。人により、医師の診断で治らないのだから診てもらう必要はないという人もいます。しかし問診・診察・検査をしてＣＳ診断をされなかった人もいるので、病名を決めるのは医師です。何等かの症状があれば病名があり、どのような病気も注意するべきことがあります。自己診断の誤診は病気の回復や改善を遅らせる原因になります。コロナを理由にＣＳ診察に行かない人が多いのですが、日々の生活で不便があるのなら診察をして診断してもらった方が自覚することも変わってきます。

診察を勧めていたＣＳ症状のある人が心房細動（不整脈）になり救急車で総合病院に運ばれました。この人は電磁波過敏症の症状もあります。病院で治療が必要な状態だったそうですが、病院内の消毒臭と化学物質と電磁波が苦しかったそうです。医師や看護師に「化学物質と電磁波が苦しい、薬は使いたくない」と伝えたそうですが、理解されなかったそうです。ＣＳについても伝えたそうですが「そんな病気はありません」と言われ「不整脈より化学物質と電磁波の方が危険」と判断して病院を逃走しました。このようなときにＣＳを診断された経歴があれば、先生か看護師さんがＣＳ専門医に電話をかけて事情を聞いてくれる可能性がありました。

病院は電磁波が場所により多く発生しています。私は家族の付き添いで総合病院に二回いきましたが化学物質以上に電磁波が苦しい場所でした。私にとって循環器内科の待合室や診察室周辺は二時間もいられず途中で帰りました。家族が病気になってもケアができない問題が出てくることを、医療現場に行き実感しました。

一年前にこの総合病院にCSの会の代表として電話でCSの説明をしてCS資料を配送しています。対応してくれた看護師さんは「そのようなことで苦しんでいる人がいることを知らなくて恥ずかしい」と言っていましたが、事務局と医師は無関心でした。

歯科治療

病院は待合室や診療室は化学物質が多い所です。オーガニック中心の生活になってから虫歯になったことはありませんが、長年、歯科医に言われるままに削ったり詰めたりしてきたので被せ物や詰め物が多いのです。私の場合はそれらが取れると歯科に行くというのが、この十年間の治療問題です。

コンビニより多いと言われている歯科医院ですが、CSを理解して寄りそうという所はほとんどありません。調べてみましたが、二〇二一年一〇月の統計よると、コンビニより歯科の方が多いことは事実でした。コンビニエンスストア統計調査よるとコンビニは二〇二一年一〇月に五万五九三八店舗、厚生労働省統計表によると歯科診療所は二〇二一年一〇月に六万七七七四施設でした。

右下の奥歯に金属を被せています。それが原因なのかわかりませんが、数十年前に金属をかぶせた頃より右側で食べ物を噛みにくくなりました。その悩みを数カ所の歯科医に伝えましたが明確な答えがありません。奥歯には力がかかるので金属の方がよい、という先生が多かったようです。詰め物を取り換えると、そこでまた体のバランスが崩れるので、歯の治療は体調がよい時でないとできません。他にも金銀パラジウム、ニッケル・クロム合金の詰め物が数カ所あります。自身の体のことですからこういったことは覚えていないと後の治療で失敗します。有害性のある金属として有名なのはアマルガムですが、ほとんどの医師が一目みてわかるそうです。私の歯の金属でアマルガムは使われていませんでした。

数年前の体調のよいときに、右下奥歯の金属をとりセラミックに変えました。しかし、右側を噛む時の違和感は大きく変わっていませんので、他に原因があるようです。ＣＳ宣言することにより断られる経験から、予約不要で空いていてすぐに治療をしてくれる所にしばらく通いました。しかし空いている所は、やはり腕が悪いようですぐに詰め物が取れてしまいますので何度も通わなくてはなりません。診療室に入りますと薬剤のニオイが漂い、口を開けている間は病院内の化学物質が吸収されますから通う回数が少ない方がよいのです。その次に選んだ所は、先生が医師で奥様が歯科助手という家族で経営されている歯科医院です。患者の希望する治療を受け入れ、空いている時間帯を教えてくれて予約するとすぐに治療してもらえるので、そちらに落ち着いていています。待合室にいる時間が短ければ、同席した人から香料などの化学物質を浴びることも少ないので体の負担が少なくなります。

その後は詰め物がとれてまた詰める、ということでさえ行くことが苦痛になってきました。待合室と診察室で化学物質を浴びることを考えると、気が重くなるのです。半年以上前に詰め物が取れましたが、その後二カ月前に別の場所の詰め物が取れました。歯科に行くことに抵抗があったので、問題が起こってからいくことにして放置しています。食べた後にたまにつまることがありますが、考えていたほど不便はありません。はじめは詰め物が取れた所が気になりましたが、その後違和感はなくなりました。口を大きく開けない限り見えないので小さな見栄えを気にするより、化学物質を浴びない方を選択しています。

お店のCS・ESで口内の金属を三年間かけて全て取った人がいました。まだCSが改善されていない時に歯科治療を受けていました。そのような大きな医療行為はCSの体調不良を促進させます。口腔内電流を気にされての治療だったようですが、大掛かりな歯科治療は環境と食品を変えて改善してからの方が体に負担がかかりません。重症な人は医療行為の全ては、CS診断してもらった専門医に相談することをお勧めします。長年行う歯科治療は、体のバランスを大きく崩します。このお客様は、原因不明の下痢・便秘で度々体調を崩されていたので、その原因は歯科治療であったことが後でわかった事例です。

歯に使われている金属により電磁波を受けることや有害物質が溶けて体内にたまる可能性があるため不安になりますが、注意することは「自分の歯科治療について、他人に説明できるように理解してから任せる」ことです。

詰め物の金属が電磁波過敏症を悪化させるのか調べましたが、案内できるような研究はなく、金属を取り除いたら楽になったという経験談は歯科医院のＨＰにありました。

歯科治療によるデメリットについてはＣＳを診ている坂部貢先生と自然歯科の松村有香里先生が、同じ見解をしていました。アマルガムを詰めている人に対して坂部先生は「今、機能的に特に問題がなければそれほど心配はありません。削り直し、別の物を詰め直すことによる影響が心配です」。直接質問させてもらった松村先生も「自然歯科ではあえてアマルガムも外しません、外した方が良いという先生もいますが。最小限がよいとして、かみあわせを重視しています」とのことでした。また坂部先生は「歯がボロボロになり悪化してしまった場合については、ＣＳであっても治療する必要がある」とのことです。

ＣＳはそうでない人と比べると、歯科治療を受けることにより体調不良になることは私自身も経験していますが医師もまた警告をしています。自分の口内にある詰め物の金属の種類を聞くと、ほとんどのＣＳの人は知らないと言います。このような難しい持病を持ちながら自分の体のことの説明ができないことは医療を受ける上での深刻さに欠けています。

私の場合はＣＳ診断以前から長年の歯科治療に疑問があり、歯科で治療をすると体調を崩すことです。なぜ小さな歯の治療で体調不良になるのか。考えてみれば、混み合う待合室で具合が悪くなり、数回通って治療が終わるとしばらく体の弱い所が不調になります。肩こり・便秘・倦怠感・湿疹が出やすいなどです。子供の頃から風邪薬を飲むとフワフワと気持ちがよいので飲みたくなるのですが、その気持ちの良い作用と同時に「肩こり・便秘・倦怠感・湿疹」が出ます。西洋の薬に頼った生活をしていた時は化学物質について考えたこともありませんでした。重症な婦人病があり、長年処方された鎮痛剤を飲んでいましたが、鎮痛剤は必ず便秘でした。その後は鎮痛剤が原因で薬物乱用頭痛になりました。

降圧剤、精神薬、ステロイド剤、鎮痛剤は愛用してはいけない薬だそうですが、鎮痛剤については体と心で体験しましたから、本当にその通りでした。降圧剤は家族が二〇年近く飲んでいますが、性格が変わる、冠動脈が狭くなるなどでよくないことが起こりました。

その長年の疑問等の答えが、一二年ほど前に知り合った「自然歯科」の治療をしている歯科医の松村有香里さんのブログ記事にありました。自然歯科とは「歯は抜かない、神経は取らない、被せない、体全体のバランスを考えた最小限の治療、何度も通わなくてもよい」「大切な事、それは治す事では無く、これ以上歯と体を駄目にしない事。車には純正部品、歯には純正部品が無い、だとしたら必要最小限の治療が一番。車のタイヤの固さ、溝、全てに意味がある。歯の溝、エナメル質の固さ、全てに意味がある。歯科医療、自然が一番」という松村有香里さんの父がスタートさせた方法です。先日松村さんの父が書いた昔の記事を読みましたが、このような歯科医が数十年前から存在していたことに感動しました。

そして歯の詰めものは、放置しても問題がないことが松村さんのブログにより理解できました。数年前までは、詰め物が取れたらすぐに行かなくてはいけない、と思い込んでいました。電磁波過敏症もあることから歯に使われている金属の詰め物も長年気になっています。しかし、金属・セラミックなど、材料を気にする以前に歯の治療をするという不自然な行為で、体のバランスが崩れることを先に気にしなくてはいけないことは事実です。

この自然歯科の伝えていることから、全ての病気は、体と心のバランスを考えない生活や環境から起こっていることを実感します。また、自然歯科は保険適応外となります。

参考

自然歯科診療所　愛媛県松山市三番町五‐六‐一一トキワビル一階　月曜・木曜日休診　TEL&FAX〇五〇‐三四八八‐二九九一
JFAHPコンビニエンスストア統計調査 https：//www.jfa-fc.or.jp/particle/三二〇.html
厚生労働省HP統計表　医療施設調査
https：//www.mhlw.go.jp/toukei/saikin/hw/iryosd/二二/dl/〇二sisetu〇三.pdf
CS支援センター『歯科治療と化学物質』二〇〇五年

肝臓を温める

私は車の継続運転は四〇分までです。どのような車種も化学物質と電磁波が出ているため、運転していると眠くなり運転ができません。私にとり眠くなる時は運転するな、の症状のため一時間以上乗る時は三〇分ごとに休憩しているため到着までに時間がかかります。

ＣＳを知らなかった頃、「病気は早めに薬を使って治す」と考えていました。家庭環境の影響がありますが、風邪薬はどのような種類のものを飲んでも必ず便秘になっていました。その他にも副作用の自覚があるのに「早めに薬を使って治す」という習慣がありましたが、ＣＳになってからは「命に関わるときだけは薬を使う」という考えに変わりました。風邪気味の時、花粉症がはじまる前から、生理痛がひどくない時から、常に早めに薬を飲んでいたことも、ＣＳになる原因の一つでした。

薬を使いたくない人には、様々な自然療法があり、東城百合子先生の『自然療法』という本に病気の症状を和らげてくれる方法が図入りで紹介されています。

コンニャクを温めて使うコンニャク湿布という療法があります。板コンニャクを水から煮て一〇分間沸騰させてからタオルで包んだ温かいコンニャク湿布を、裸になって臓器の上にのせる方法です。疲労感が強い時に右の胸の下の肝臓、背中の真ん中の腎臓をコンニャクで三〇分間温めると疲労感が抜けていきます。

私は肝臓を温める療法に慣れていて過労の時にだけ年に数回やっていますが、心地よく倦怠感が消えていきます。背中は一人でやることが難しいのですが、背中の真ん中の腎臓を温めて心地がよいのであればその人にとり必要な場所です。コンニャク湿布は手間がかかりますがお金はかかりません。他にも不快なＣＳ症状を緩和できる自然療法があります。コンニャク湿布の時間が取れないときは、応急として小型カイロや使い捨てカイロを右胸の下に一五分ほど置いて横になりますが（図表Ｅ）、私の場合はそれだけでも疲労感が引いていきます。

自然療法も一つの対処療法にすぎないため、ＣＳ症状や他の持病の症状が出ていないときに自然療法や民間療法は試しません。ＣＳは慢性疾患ですから、原因の化学物質を口等の粘膜や皮膚から取り込まないという根本的な解決に意識を強く持つようにします。

また、免疫をつければいいのだ、ということで化学物質に慣れればよいと考えて添加物食品をたくさん取得するという真逆なことをする人もいますが、それは間違いです。ＣＳを診ている三好基晴先生も、そのような行為は間違いであると伝えています。麻疹《はしか》などの病原微生物にかかると二度とかからなくなり免疫が付きますが、農薬や食品添加物などの化学物質を補っても免疫抗

用意するもの
生芋コンニャク、薄地タオル

1. 空腹時がよく、入浴前は避ける。水から鍋に入れて沸騰 10 分、水気を吹いてタオルに包む。心地よい温かさをタオルで温度調整します。
2. 横になり 30 分温めた後は、冷たいタオルで拭くことにより皮膚が収縮して熱が逃げないため、温かさが続きます。
3. 使い終わった生芋コンニャクは水に入れて冷蔵庫保存で 5 回使えます。
4. 生芋コンニャクとタオルには毒素がしみこむため、コンニャク湿布専用として使う。

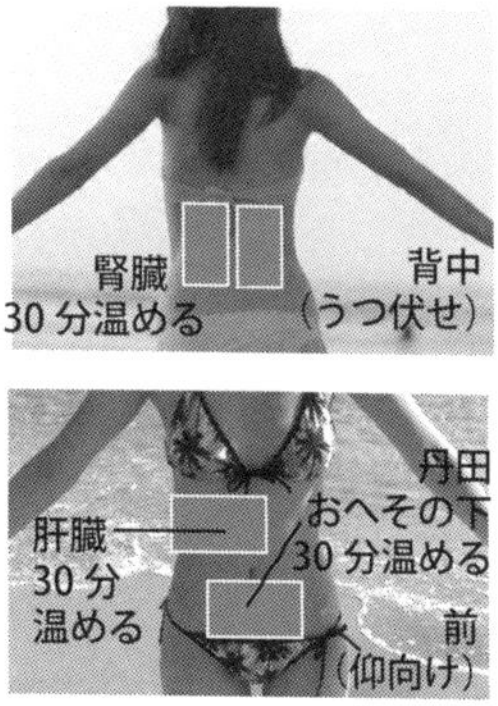

図表 E
コンニャク湿布の手順
作成：藤田良美

体はつきません。つかないどころか化学物質は免疫機能に悪影響を及ぼします。実際にあった間違った個人診断の実例です。発症したらこれ以上化学物質を入れないようにしましょう。

どのような人でも持病があり、さらに新たな病気を発症すると思います。CSは薬が使えないので、持病や新たな病気に対してどのような治療をするのか、が問題になります。

CSは治ることはないので、工夫や調整をして生活するしかありません。油断して化学物質を吸いこめば数日間体調不良になります。吐き気、頭痛、腹痛、めまい、など個人差により様々な症状がでます。CSは呼吸器系の状態が悪くなる人が多いですが、呼吸器系の精密検査をしても異常は出ません。

参考

東城百合子『自然療法』あなたと健康社、一九七八年
三好基晴『新型コロナとがん』三四二頁~三四三頁、花書院、二〇二〇年

海水浴のすすめ

二〇二〇年の七月中旬から九月の中旬まで週に四~五回、紫外線と混雑を避けるために早朝と夕方の時間帯に三〇~五〇分間海水に入っていました。元気な時は泳ぎましたが、ほとんど海水に入りリラックスして浸かっていました。長期間にわたって「海水療法」をしたのははじめてで

したが、様々な効能があったことを実感しています。

いつも夏になると食欲が落ちて夏バテをしていましたが、今回はありませんでした。体重は変わらないのに、体重が落ちたように体が軽くなりました。また海水浴の間は、いつも皮膚炎が改善します。CSと電磁波による体の倦怠感が海に入った後はスルスルと抜けていく感じが心地よかったです。

サンセットを見ながら海に浮かぶ、朝焼けを浴びながら海に浮かぶ。空を見ていると、ウミネコやトビが空を飛んでいて鳥のお腹を眺めることができました。そのような野生の鳥たちや自然界の景色の変化に癒されました。また、私は魚に関心がないのですが、私のところに魚が寄ってきて体をつついたり、目の前で魚の大群がジャンプしたり。それが不思議な体験でした。私が体を癒していて、他のことには興味がないことを知っているようで、野生の鳥や魚が私に近づいてくる気配を何度も感じました。波動のようなものを感じると、鳥が私の頭の上に現れたり、魚が私の体の周りを泳いでいたり。無の私でいると、言葉ではないコミュニケーションがいつのまにか起こっている不思議な体験でした。この経験から「海水療法」についての関心が高まりました。

海洋療法

二〇二二年は毎日の海水浴でよい効果がありましたが、安上がりすぎてビジネスにはならないため探求する人は少ないようです。また、海水汚染による海水浴の問題が気になりますが、長年海水浴に利用している場所は天然のアマモが生育していますのでよいと判断しています。アマモ場は光合成をして酸素を作り、海水や海底の浄化をしてくれます。そこは私が化学物質と電磁波から逃れるために休みの日に生活している地元リゾートマンションの前の海水浴場です。しかしコロナ問題で二年間遊泳禁止の日がほとんどで、コロナによる過剰反応でよい季節習慣を奪われた二年間でした。二〇二二年はコロナに対する行政や個人の意識も変わり、七月の海開き以降は無事に海水浴ができました。朝と夕方の二回海水に一時間位入り一日二時間九日間入りました。

二〇一九年の夏は海水に入っている時間を多く過ごした年で、夜の七時過ぎからでも海水に入っていました。夕暮れ時に海水浴楽しむのは私だけではなく、暗くなってもビーチは賑やかでしたがコロナ以降は様々な規制が増えて日没後に海水浴をしている人は少なくなりました。「音楽、ダンス、騒がしい会食」などが禁止されてビーチは静かになりました。

ビート板で海水に毎日一～二時間浮かんでいるだけでしたが、考えていたより運動量がありました。波のない日は海水の中を歩き、波のある日は泳いでいました。夏休みの九日間、毎日海水に入り海水浴を継続できたのははじめての経験です。毎回海水浴の後は長年続いている皮膚炎が楽になり、体重は変わりませんが体が軽くなります。

人混みに入ると苦手な化学物質に関わるし、夏は暑さでどこに行っても化学物質が揮発しているため買い物が億劫になる季節です。生活で必要な物でも代替できるものがあれば買い物をやめて、いつものジムトレに行く方がよい、という気持ちで日常生活の用事を放棄してジムトレにも行きました。ジムトレは長年の運動習慣で、適度な筋力があると体調がよくなることを体が知っているので続けられています。

普段は運動不足気味で、夏休みの間はいつもより体を動かしていたためか海水の効果なのか、毎日よく眠りました。海の前はよく眠れることも一つの理由で過ごしていますが、海水浴をしている間はさらに眠くなりました。

二〇代の頃からストレスを感じると山より海に行きたくなることが多かったのです。海に行くとよく眠れる、リラックスできる、砂浜を歩きたい、波の音を聞きたい、海水に浮きたい。これらは自然体で求めていることで、今も海の近くにいることの魅力はほぼ同じです。私の体には海の前で過ごすことにより体調が改善する効果が必要で、無意識に訪れていたのかもしれません。

日本では海水の効果ついての研究は少ないようです。海洋療法学者の荒山雅志医学博士によりますと「現代西洋医学における海洋療法研究は途上にある。効能効果について科学的根拠に基づく検証は始まったばかり」とのことです。「海水によるハイドロセラピー（水治療法）、海水の浮力や水圧を活かしたマッサージや水中運動などは、文字通り海水に直接接することで物理作用、薬理作用、さらには心理作用が期待できる」ともありました。

海洋療法とは海水由来の素材を直接用いるものに、海藻療法（アルゴテラピー）、海泥療法（ファンゴテラピー）があります。海藻には肌の性質を整える微量元素、ビタミン等の含有量が豊富で、海泥は吸着効果に優れていて、これらを皮膚に直接塗ることで美容効果、温熱効果が期待できます。また間接利用には、平らではない海岸沿いでの運動やハワイ諸島等の海洋性気候への転地療法があり、心身両面への作用が期待されます。また、海洋動物が持つ特性を「アシスト」の役割に活かすものにイルカ介在療法があります。発育発達障害、ダウン症、脳性麻痺、自閉症、うつ病などに対する心理作用効果が近頃大きく注目されている海洋療法の一つです。このような分類、手法、作用は基本的には温泉療法と似ているものが多いようです。

日本の海洋療法施設は一九九〇年代後半より海外事例を参考に利用が始まり、全国には二六の健康増進型施設、タラソ施設併設ホテルが存在しています（二〇〇八年調査）。地域別では九州・沖縄に最も多く、我が国に海洋療法施設や併設ホテルが意外に多いこと、アジアでは最大であるといった事実は国内および世界的にもほとんど知られていません。日本でのこうした施設のほとんどは健康増進温浴施設、観光レジャー施設に留まっており、欧州での海洋療法の長年に渡る臨床の歴史、地域医療に根差した普及に比べ、日本ではまだ日が浅く、その様々な効能効果について科学的根拠に基づく検証は始まったばかりです。

海洋療法や海洋環境を活かしたプログラムで地域との共同研究では、海岸沿いを歩くビーチウォーク、素足で砂浜を歩くサンドウォークをこれまで開発しています。海水湿気を含んだ海風を浴びながら海岸線など高低のある場所を歩くことで酸素消費量が増加し、新陳代謝を高める働きがあり、自律神経を安定化させる作用のあることが報告されています。海水に触れなくても、海洋施設がなくても、爽やかで美しい海浜環境を有する地域であれば海洋療法の効果を十分受けることができます。

参考

総合物流情報誌ＫＡＩＵＮ「海運」№一〇五四：七七～八〇、二〇一五年

神社や公園へ森林浴

化学物質と電磁波の影響で倦怠感がある時は、自宅から早歩きで五分の諏訪神社へ森林浴に行っています。多忙に必ずついてくるストレス、長く続くと体によくないことを実感します。神社に入ると空間と空気がサッと変わる瞬間が好きで、それを感じることが毎回楽しみで早歩きになります。

ここの二〇ｍのマツ・イチョウ・クスは市の保存樹林、神社に入ったとたんに澄んだ空気に包まれます。二〇ｍの数字の比較や樹齢がわからないので調べると、マンションの五階か六階の高さで、樹齢は一五〇年前後になるらしいです。松の葉は冬でもきれいな深緑、松葉色という単語がしっくりする深みのある渋い色です。松の葉を擦ると清涼感のある爽やかな香りでストレスや疲労が回復します。

太陽の光によって色や葉の形状が空色と混じり、見ていて飽きません。上を見ていると口が開

いたままになっていることも忘れて夢中に自然光の光と影を楽しみ、写真を撮っていると二〇分の時間はすぐに消えます。昔は松の木には全く関心がありませんでしたが年齢なのか、CSにより過敏になったためか人の意識は変わります。春夏秋冬、花鳥風月、年と共に繰り返される季節の美しさが沁みてきます。

香害等の化学物質や電磁波が苦しい、といっても多くの人は感じていません。私のようにこれらに弱い人間は、有害物質を遠ざけて生きているので健やかに過ごせて長生きするのどうか、検討がつきません。CSでも食べられる食品と住むことができる環境は、一〇〇年前の日本にあったものです。合理的や利便性は良い事ですが、引き換えになくしたものにより現代病の一つであるCSが発症しています。

一〇〇年前の生活は不便でしたが、今より自然に近い環境と自然にまかせた食品がありました。自然に逆らわない生活をすることにより、CSに勝つことができると信じたいです

諏訪大社について大学院生の時に日本の伝統芸能である能についてのゼミで研究をしたことがありましたが、ここの諏訪神社と関わりがあることを知ったのは最近のことです。CSになる前はこの神社に行こうと考えたことがありませんでしたが、倦怠感が強くなると空気の澄んだ場所を自然に体が求めるようになり、ここの神社を思いつきました。日本は住宅街の中にも神社が多くあるので、身近な森林浴として利用することができます。お寺は線香を焚くので避けた方がよいです。

お休みの日で時間がある時は、広く大きな公園に季節の花を見に行きます。椿は花がまるごと落ちますが山茶花《さざんか》は花びらが落ちる、ということを花を見て知りました。化学物質に弱くならなければ森林浴に行くという習慣もないままでしたので、植物の美しさに触れることができたことはよかったです。どのような季節でも、緑に恵まれた所に行くと何らかの感動があり、森林浴のあとは体調がよくなります。

第七章　生活用品

衣類の収納

プラスチック製品の衣類収納には、有害化学物質の添加物が入っている可能性が高いので化学物質に弱い人は使わない方が賢明です。自分の体を大切にしたいのであれば、無垢材等の安全な植物の家具、桐《きり》やヒノキ等の収納入れを勧めます。無垢材の木にはニオイがあるので、好みで選ぶとよいです。私の場合は、桐《きり》の収納入れを使っています。半年ほどはニオイが強いので、衣類を無漂白クラフト紙で包んで収納していました。無漂白のクラフト紙はネットで簡単に見つかります。ネット検索方法は、未晒《みざらし》（無漂白の意味）クラフト紙、無漂白クラフト紙です。私は仕事がオーガニック専門店のため、取引先が送ってくる荷物の詰め物や包み紙は全て無漂白の紙なので、それらを保管して再利用しています。

無漂白クラフト紙による衣類カバーは探してもないので、ロールクラフト紙を買って自分で衣類カバーを作って使っています。ポリ袋は透明でわかりやすいので、短時間の収納のときに使います。

布団は大物で、収納する場所がないので圧縮袋を使っています。夏と冬の二種類で、袋に入れている期間は短く約半年位です。化学物質に弱い人や材質が不安であれば無漂白の紙（クラフト紙など）で布団を包み圧縮袋を使うとよいでしょう。かさばる布団以外の、タオルケットや敷カバーや綿毛布は無漂白の紙で包み、押し入れに入れています。
圧縮袋の材質は、ナイロン・ポリエチレン・ポリプロピレン（ＰＰ）・ポリエチレンです。多くの人が使っているポリプロピレン（ＰＰ）の衣装ケースは、アレルギー体質や化学物質に弱い人には有害です。圧縮袋と比較してもわかりますが、衣装ケースは使用している容量が多いので家の中の化学物質が多くなります。なるべく生活空間にプラスチックの材質の生活用品は使わないことが理想です。家電製品・パソコン・ガラス瓶の取手やフタ、あらゆるものにプラスチックは使われています。ほとんどの生活用品にプラスチックが使われているので避けようがありませんが、注意することで減らすことができます。プラスチック製品（ポリ袋やケース等）に自分の肌に触れる衣類に密着するときは、無漂白の紙で接触を防ぐ習慣があります。プラスチック製品に長時間食品が触れる加工食品は（梅干し等）瓶に入れ替えをしています。消費が早い加工食品は気にしていません。

この習慣がついたのは、長年の生活の中で「化学物質とは何か、そして化学物質がいかに有害であるか」という知識が増えてきたことによりできるようになりました。日常生活にどのような化学物質があり、それらの日常品にどれだけの有害性があるのかがわからなければ、使い続けて体調不良になる原因を作ることになります。

一〇年前はまだポリプロピレン（ＰＰ）の衣装ケースを使っていました。自分が化学物質に弱いことがわかるようになってから、身の回りにあるプラスチックの生活用品を徐々に処分するようになりました。環境ジャーナリストの井田徹治『有害化学物質の話』と化学物質過敏症（ＣＳ）専門医の宮田幹夫『化学物質過敏症』（保健同人社、二〇〇一年）をＣＳ一家に一冊おすすめします。新刊ではありませんが現代家庭生活で必要な知識が詰まっています。毎日の生活にある化学物質がなぜ危険か、どのような生活用品を使っていけばよいのかが解ります。お店と自宅で一冊配置しているほど私にとり大切な内容の本です。

プラスチック製品がなぜよくないのか？　それは、圧縮袋や衣装ケースに使われているプラスチック製品の原料であるナイロン・ポリプロピレン（ＰＰ）・ポリエチレンに、いろいろな機能を持たせるために様々な化学物質が加えられているからです。臭素系の難燃剤は、加工しやすくするために可塑剤のフタル酸エステルが加えられています。これらは人体や生態系への悪影響があり、私たち人間を含めた生物の本来のホルモン作用をかく乱する物質「環境ホルモン」の作用が問題とされる物質です。

電化製品やプラスチック家具やパソコンマウスやケーブル等を長年使っていて、プラスチック製品がベトベトしてくることがあります。それは加水分解という化学反応で、プラスチック製品の表面をコーティングしている化学物質や可塑剤が溶け出しているからです。

たとえば、食品や衣類の梱包や収納に使うプラスチック製品・床材などの建材・レインコートなどがベタベタしてきた時などがそれに当たります。それは可塑剤のフタル酸エステルが原因です。幼児向けのプラスチック製品でフタル酸エステルは禁止（日本と欧米）ですから、有害性の想像ができます。プラスチック製品の文房具用品、バッグやおもちゃがベタベタしてきた時は、ポリ塩化ビニルの可塑剤が添加されているからです。

これらのベタベタは、エタノールやアルコールで拭きとることができますが、このような化学変化が起きた後は表面の材質が変わるので、私は廃棄しています。食品に触れるプラスチック製品や赤ちゃんの哺乳瓶等のプラスチック製品にも可塑剤が溶け出して体に入ることが研究発表されています。毎日社会生活の中で有害化学物質を吸い込んでいることを、自身で注意して学ぶこと。自身が賢いジャーナリストにならなければ、安全な生活をすることができません。

参考

井田徹治『有害化学物質の話』ＰＨＰ研究所、八四〜八五頁他、二〇一三年

圧縮袋の材質：ナイロン、ポリエチレン、ポリプロピレン、シリコーン樹脂。衣装ケースの材質：ポリプロピレン（ＰＰ）、スチロール樹脂。

有害な調理器具テフロン、ピーファス（ＰＦＡＳ）

ピーファス（ＰＦＡＳ）とは、五〇年以上にわたって世界で使われている有害物質の原材料のことです。その中の代表商品が誰でも知っているテフロン加工のフライパンです。こげつかないフライパンやご飯がこびりつかない炊飯器（テフロンのデュポン）、水をはじく撥水スプレー（スコッチガードの３Ｍ）、この便利な加工品を持っていない人はいないほど、世界中で使われています。

また、火災をすばやく鎮火する消火剤、ハンバーガーや揚げ物や電子レンジでつくるポップコーンの包装につかう加工した紙、化粧品のコンシーラやファンデーション、これらも同じ原材料で作られています。その原材料の名前がピーファスです。

ピーファスは一九三〇年に開発され、一九五三年には現在愛用されているような幅広い日用品にまで広がりました。しかし、この便利な合成化学物質は自然界で分解するのに数千年かかることが専門家によりわかってきました。そしてピーファスに「永遠の化学物質」というニックネームがつけられました。

このピーファスは土壌・大気・海洋・川や湖を汚染するので、世界中の飲み水も汚染しています。ピーファスの健康被害は、腎がん、精巣がん、甲状腺や肝機能の障害、高コレステロール値に関係していて、子供は大人より影響を受けやすいのです。

ピーファスも遺伝子組み換え（GM）と同じで、日本の認識は非常に低いのです。ピーファスの有害性がわかる映画が『ダーク・ウォーターズ』（二〇一九年）。この映画はウェストバージニア州とオハイオ州の住民が、テフロン加工フライパンで有名なデュポン社に二〇〇五年に訴訟を起こしたという実話に基づいた内容です。遺伝子組み換えと同じく日本で周知されては不都合な真実で、巨大メーカーの力がよくわかります。

GMを広めたモンサント社（現在：バイエル）もテフロンを広めたデュポン社も支社が日本にあり、世界中に多くのグループ会社があります。有害化学物質を世界に広げ続けています。

遺伝子組み換えについては『不自然なたべもの』『世界が食べられなくなる日』というわかりやすいＤＶＤが出ています。

一〇年以上前はピーファスを知らなかったのでテフロン加工のフライパンを使っていましたが、半年ももたなかった記憶があります。仕事を通してピーファスを知ってからテフロン加工の調理器具と撥水スプレーは捨てました。撥水スプレーは昔からスプレーした後に苦しいので、化学物質が弱くなったころに使用をやめていましたが、自宅に放置したままでした。

ジョン・ミッチェルの『永遠の化学物質　水のＰＦＡＳ汚染』という本は、今すぐにでも読んでもらいたい本です。欧米では誰でも知っていることでありながら、日本人は知らないことばかりで驚くと思います。

その一つの情報が沖縄のピーファスによる水質汚染のことです。化学物質と電磁波に弱いので、年金生活後は沖縄に住みたいと考えていましたが深刻な水質汚染を知り考え直しました。大阪と東京も同じく深刻なピーファスによる水質汚染があります。

安全な調理器具については、おいしいという理由で強火の炒めものは鉄のフライパンを使っています。弱火か中火の調理の時は、有害物質のでないグリーンパンのセラミックコーティングのフライパンを使います。鉄は重く手入れに手間がかかるため、十日間続けて使ってから油を付けて保管しています。その後は一カ月間セラミックコーティングフライパンを使い、また鉄のフライパンを使うというサイクルです。

鍋類は、ＷＭＦ（旧Ｓｉｌｉｔシラルガン）やマスタークックの天然石片手鍋、ステンレス製鍋を使います。ほぼ毎日蒸し料理をつくるため、ＷＭＦ鍋かステンレス鍋に天然石の蒸し器を入れて調理しています。アルミ鍋は安くて薄く軽く便利ですが、調べても安全性が明確でないので、今は使っていません。

安全性では鉄と天然石土鍋がよいのですが、重く手入れや保存に手間がかかるため利便性から毎日は使いません。これらの安全性が高い調理器具は高めですが、長年持ちます。天然石片手鍋は割らない限り永久に使えます、鉄とステンレスは二五年以上、天然鉱石（ガラスとセラミック）のＷＭＦは一〇年以上、セラミックコーティングフライパンは中火以下を守って使えば二年以上使えます。

また安全な食器は、鉛やカドミウムを使わずに天然石をブレンドして焼き上げた森修焼等をお勧めします。安全な食材と調理器具で調理した後は、何に入れて保存するか、食べるかでおいしさと安全性が違ってきます。配色した色の濃い陶器や、焼き方が悪い陶器、利便性の高いタッパーからは有害物質が出ます。

参考

ジョン・ミッチェル、小泉昭夫、島袋夏子共著／阿部小涼訳『永遠の化学物質　水のＰＦＡＳ汚染』岩波ブックレット、二〇二〇

無香料

化学物質に弱い人は、合成洗剤の無香料（無臭）の消臭剤、除菌剤や柔軟剤や洗浄剤の利用者との接触にご注意ください。ドラッグストアで販売されているテレビなどのマスメディアでおなじみの大手メーカーの洗浄剤・柔軟剤・消臭剤等は全てが石油系界面活性剤など化学処理でできた洗剤です。多くのＣＳの人が苦しむ有害化学物質マイクロカプセルによる柔軟剤・消臭剤で、ニオイがある商品は瞬間で苦しいので化学物質であることがわかり、逆にありがたいかもしれません。無香料の消臭剤や洗濯洗剤・柔軟剤は隠れ化学物質で危険です。食品の隠れ添加物キャリーオーバーに似ています。

ドラッグストアで主として扱われて販売している合成洗浄剤・洗濯洗剤・キッチン洗剤・スキンケアの洗浄剤の多くは化学物質で作られています。一般にこれらを使用している人でニオイが苦手な人のために無香料の商品があります。ニオイがないとその場ではわかりませんが、私の場合は時間をおいて反応します。

体調不良の時に一般の合成洗浄剤生活をしている人と打ち合わせすることがありました。三〇分の予定でしたので布マスクをしていましたが、四帖ほどの狭い空間に一時間以上滞在することになってしまいました。二時間後に気分が悪くなり、半日嘔吐が続きました。一日で症状は治まりましたが、油断するとこのような症状が出ます。口や鼻からだけではなく、皮膚からも化学物質が吸収されていくことを実感した苦しい経験でした。話の最後の方で、その方が心療内科の薬を飲んでいることを聞いたときは「合成洗剤＋精神科の薬」のダブルで危険かもしれない、と焦りました。

一般の洗浄剤の生活者の人と接するときは、窓を全開にしているなどの換気のよい所であれば数時間の接触はよいのですが、狭い部屋でのダブル効果は厳しかった経験です。特に体調不良のときは、ＣＳは一般生活者の人と狭い空間での接触は注意が必要になります。化学物質に弱い人は、大手メーカーの合成洗剤の柔軟剤・消臭剤の無香料で反応する、ということを知らない人が多いと思います。ＣＳは自然食品店やオーガニック専門店で販売されている自然由来愛用者としか普段のお付き合いができない、ということになります。

石けんは有害な化学物質？

合成洗剤利用者が圧倒的ということを二カ月間の求人募集で痛感しました。オーガニックの仕事に関心のある一〇人以上の応募者が来ましたが全員が合成洗剤利用者でした。一〇万円の求人費用をかけて出た高額なデータです。お店の常連様は合成洗剤を利用しないため、お店のスタッフには香水や合成洗剤の使用は遠慮してもらっています。そのため、スタッフ探しに苦労しています。

石けんは添加物入りの石けんが多く、無添加石けんは少ないのです。無添加石けんであれば合成洗浄剤と比較すると安全性はかなり高くなります。合成洗剤が使えないアレルギー疾患のある人や化学物質に弱い人であっても、無添加石けんは使えます。そのような状況の中で環境省が二〇二〇年に一括りで石けんを有害化学物質に指定しました。

二〇二一年四月末日に宮本製作所のマグちゃんは消費者庁からマグネシウムによる洗濯の効果の証拠や根拠を求められました。この報道で「マグネシウムには洗浄効果はない」と消費者に伝わってしまったようです。製造業の人の間ではマグネシウム洗浄は長年知られており、洗浄効果があることは周知の事実です。私もマグちゃんを利用していますが、汚れ落ちに問題はありません。アレルギーの名医である角田和彦医師によると、マグネシウムによるアルカリ水だけでは、汚染された油脂（脂溶性の化学物質は皮脂から噴き出し衣類につきます）を十分に除去できない可能性がある、とのことです。油脂が落ちる石けん等と併用するとよいそうです。

二〇二〇年二月、石けんは「人の健康や生態系に有害なおそれのある化学物質として化管法（化学物質排出把握管理促進法）のＰＲＴＲ制度の対象物質」になりました。その後二回シャボン玉石けん（株）がパブリックコメントを募集し、意見書も出しました。二〇二一年十月「ＰＲＴＲ制度の対象物質」から外されましたが、政府からの回答は「継続して検討する」とのことであり、ＰＲＴＲ完全に除外されていません。二〇二三年五月現在もまだ石けんは完全にＰＲＴＲ制度の対象から除外されないままです。しかし長年のシャボン玉の愛用者は気にせず利用しています。自然派の人は個人の五感と自然界の法則に意識を向けているため、メディア報道に翻弄されない人が多いようです。

環境の汚染を和らげてくれてアレルギーの人が使うことができる、マグちゃんと無添加石鹸が商品の安全性を問われているのは理不尽なことです。「日本石鹸洗剤工業会」という団体がありますが、合成洗剤の大手メーカーが会長・副会長、正会員・賛助会員になっています。マグちゃんとシャボン玉石けんはこの団体に入っている会社のような規模ではありませんが、アレルギーや化学物質に弱い人が利用しているメーカーです。

オーガニック専門店が取引する業界はどこも量産品ではないので小規模なメーカーが多いのです。洗剤の業界は、石油を原料とした合成洗剤の大企業大量生産メーカーが中心であり、少数派の小規模の石けんや環境汚染のない成分の洗浄剤が業務拡大することは困難なようです。地球の環境問題より経済活性化を優先している大企業の力の強さが、評価されている時代ということです。

日本石鹸洗剤工業会のミヨシ石鹸（株）の固形石鹸をアレルギー体質の人が使えないと言うので成分を調べました。固形無添加白い石けんの全成分は「牛脂脂肪酸Na、パーム核脂肪酸Na、水、グリセリン、塩化Na」。牛脂脂肪酸Na、パーム核脂肪酸Naは石けんの成分ですので、これは無添加石けんです。シャボン玉無添加石けんは使えるそうですが、同じ無添加石けんで成分がほぼ同じでも製造方法が違うとそのような個人差があるそうです。成分の違いは一つでシャボン玉はグリセリンを使用していない、とのことでした。またシャボン玉無添加石けんは使えないが別のメーカーの無添加石けんは使える人もいます。

友人が牛乳石けんを使用していて、私がこれで手を洗うと後で気持ちが悪くなるため成分を調べたら添加物入りの石けんでした。石けんは成分と製造方法に大差がないので、少し位はよいだろうと思っていましたが、そうではありませんでした。日本石鹸洗剤工業会の牛乳石鹸共進社(株)のカウブランド牛乳石鹸赤箱の成分一覧は「石ケン素地、香料、乳脂(牛乳)、スクワラン、水、ステアリン酸、酸化チタン、ＥＤＴＡ‐四Na」で添加物入りの石けんです。

日本石鹸洗剤工業会に入っている大手メーカーの添加物入りの石けんは、私のように化学物質に弱いと反応するので、これは「人の健康や生態系に有害なおそれのある化学物質として化管法のＰＲＴＲ制度の対象物質」と呼べます。石けんは、添加物入りの石けんと無添加石けんがあり、無添加石けんでも製造方法と成分の違いで反応が出る、という結果でした。

私は入浴時は、無添加であっても毎回石けんで洗浄していません。過敏なため一回おきに無添加石けんを少量使っています。この方が、自分の体にも環境にもよいことを実感しているからです。無添加石けんであっても私にとっては刺激物の一つです。

角田和彦医師のアレルギーについての資料で、石鹸も使用中は細胞膜を破壊するので短時間で洗い落した方が良い、と書いてありました。石けんに限らず自然由来のオーガニックの洗浄剤も使いますが、体の反応で洗浄剤はすぐに落としたくなるのは自然な行為であることを実感しました。

参考

シャボン玉石けん（株）HP、二〇二三年二月メールと電話による取材及び管理の促進に関する法律。

不織布マスクとガスマスクは、有害化学物質

CS必需品の化学物質をカットするマスクですが、マスクがないと数時間いられない場所で生活しない、または行かないことが基本です。

私は一般の人が出入りする場所に行くときは、PM2・5・黄砂対応のナチュラムーンオーガニックコットン使い捨てマスクをしています。いつ化学物質が流れてくるかわかりませんがPM2・5・黄砂対応のマスクであれば香害（マイクロカプセル）は通しません。弾けたマイクロカプセルはPM2・5と同じサイズになります。マスクについた有害化学物質は、洗っても落ちないので捨てるしかないため使い捨てのマスクを勧めます。

マイクロカプセル＝イソシアネート（ウレタン樹脂の原料）＝香害の意味が解っている人は布や不織布のマスクやガスマスクはしないはずです。布マスクではCSに有害なPM2・5・黄砂・香料のマイクロカプセルをマスクで防ぐことができません。不織布マスクとガスマスクは化学物

質で作られているため、ＣＳが長時間常用できるマスクではありません。

ＣＳを長年診ている三好基晴先生が、「正当医学メルマガ」の記事で下記のように書かれていました。

不織布マスクをして呼吸することによりマイクロプラスチックを吸入することになります。不織布マスクを使うことにより吸込んだマイクロプラスチックが、肺にまで達すれば肺細胞や肺の常在菌にダメージを与えることがあります。不織布（化学繊維）に使われる添加物はＢＨＴ、ジラウリルエステル、テトラキスメタン、ステアリン酸カルシウム、エチレン、プロピレン、スチレン、塩化ビニル、テレフタル酸、エチレングリコール、ホルムアルデヒド、酢酸ビニル、ビスフェノールＡ、フェノール、メラミン等です。これらの中にはスチレン、ビスフェノールＡ、フェノール等の環境ホルモン物質も含まれています。

また、このような不織布のマスクでなくても布マスクであっても、長時間の使用は呼吸器官によくありません。コロナ禍以降は、マスクをつける時間が多くなり呼吸が悪くなっています。特に子供は大人よりダメージが強くなります。

ＣＳをイメージするために、ガスマスクをしているイラストや画像がありますが、それはイメージ画像の一つです。ガスマスクの材料にはＣＳが関わってはいけない化学物質が含まれています。強力なガスマスクが必要なほど香料が苦しい、という意味は理解できますが、火災や天災で有毒ガスが発生した時でない限り使うものではありません。ＣＳに精通した医師で、日常生活でガスマスクの常用を勧める医師はいないはずです。

またドキュメンタリーのテレビ番組やユーチューブ番組は視聴者にショックを与えることも目的としているため、ガスマスクを常時利用しているＣＳ映像を好む傾向があります。ガスマスクを常用しているＣＳの多くが発症したばかりの人で化学物質についての知識が欠如しているため、このような危ないマスクを常用しています。

ガスマスクは火災用・火山灰用・有機溶剤用など多種類にわかれています。職業柄必要か、それらから逃れられない環境に立たされている人が緊急時に使うマスクです。

防塵《ぼうじん》マスクや防毒マスクの材質は、ポリスチレン、ナイロン、レーヨン、パルプ（セルロース）、活性炭、スチレン系エラストマー、ポリプロピレン、天然ゴム、ＮＢＲ、ポリエチレン、ポリエステル、ポリウレタン、ポリアセタール、ガラス繊維、ポリエステル、レーヨン、等です。ポリスチレン・スチレンは二〇一一年にアメリカ・カリフォルニア州プロポジション六五において、発がん性物質にリストされています。その他の原材料のプラスチックもＣＳの人が日常的に使用できる物質ではありません。口と鼻の粘膜からプラスチック臭も吸い込みますから予防原則として避ける材料ばかりです。

化学物質が出ている場所が生活の主となる場合は、各種マスクをしていても高い効果がないと考えた方がよいです。生活する場や働く場所で一日中マスクが必要であれば、呼吸器系の病気になります。化学物質は皮膚からも入りますし、マスクは防御したい化学物質の種類によって変えないと効果がありません。また、マスクをしていても化学物質系の異臭がある時は、速やかにすぐにその場を離れます。

マスクはオーガニックのメーカーにより使えるマスクに個人差があるようですが、CSの症状が変わるごとにそれも変わります。完全に化学物質を防御するものではないので、マスクがないと居られない職場や生活をしているようでしたら、転職か移転しかありません。マスクは補助するものであり、改善するものではありません。

改善させるには、化学物質を断つことです。

○化学物質のある空間に行かない住まないこと。

○薬・漢方薬・健康食品は常用できません。これらは全て加工品のため化学物質が使われているものが多いのです。一時的に効果がありますが対症療法で根本的解決にはなりません。命に関わる病気で薬の治療が必要な場合は、薬の副作用があることとCSが悪化することを覚悟で使います。

○塩素の入った水道水は利用しません。しかし、高度な浄水器は化学物質が出る、塩素だけを除去できる単純な活性炭原料の浄水器がよいです。

○スーパーマーケットやドラッグストアで扱うメーカーの食品やスキンケアや洗剤は使えませ

ん。
○自然食品店やオーガニック専門店であっても、全てのものが使えるわけではありません。
○電磁波に反応する人は、電磁波の発生している場所に住まないことです。
○新築・リフォームはＣＳを理解してくれる建築士さんにお願いします。高額な業者と安全性は比例しません、ＣＳ住宅は個人努力による知識を持つことにより身を守ります。

また行政はＣＳ対応がよくありません。それは、化学物質で社会生活は多くの恩恵を受けていて、化学物質を主とした業種が多く、メディアも国も化学物質による被害者を今も昔も認めません。それらはＣＳの会の活動で身にしみたことです。そのため、ＣＳの研究者や医者、出版やビジネスが少ないのです。

また、治療方法が確立されていない病気のため、手軽な健康食品や、保険外治療でワンクール五〇～一〇〇万円の高額な治療もありますが対症療法にすぎません。それらに頼ることは、病気を一時的に改善するために根本的には解決しない高額な対症療法に永遠にお金をつぎ込むことになります。頭も体も使わずに楽に現在の問題を解決したい人には気軽でよいかもしれません。よい効果があるとしたら、それは社会経済が活性化する点です。

参考

三好基晴『正当医学メルマガ』第二〇九一号二〇二一年二月一日より
National Toxicology Program, Department of Health and Human Services Report on Carcinogens,

Fifteenth Edition,Styrene CAS No. 100-42-5 Reasonably anticipated to be a human carcinogen First listed in the Twelfth Report on Carcinogens (2011)

ダウン洗濯

洗剤なし生活で、ドライマークもダウンコートも自分で洗濯しています。洗濯洗剤なしで洗濯機を回してもきれいになります。酸素系漂白剤、マグちゃん、アルカリウオッシュ（セスキ炭酸ソーダ）、「海へ」、等を使い分けて、普段着からダウンまで洗濯しています。私は発症する前からクリーニングに出した衣類に反応があり長年手洗いの習慣がありました。ドライクリーニングのマークのものは、水洗濯ではなく石油系溶剤やパークロロエチレンなどの揮発性有機溶剤が使われます。

合成洗剤でないと大物は汚れが落ちないと思い込んでいましたが、無意識のメディア洗脳に囚われていたようです。長年、広告業に従事していながら自らメディアの餌食になっていました。

二〇一七年にオーガニックの視察でＮＹに行ったときに「オーガニッククリーニング」店がありましたが、石油系溶剤など使わない方法のクリーニング店とのことでした。二〇二三年日本でも宅配で石油系溶剤を使わず海へ・石鹸等で洗濯してくれるオーガニッククリーニング店が増えました。「プラスキューブ」「しももとクリーニング」等で、ネット検索で複数出てくるのでよい時代に突入しました。

ダウンジャケットは、その季節につけた布の汚れの部分にスプレーボトルに入れたアルカリウオッシュ（水五〇〇㎖で六gで溶かしたもの）を吹きつけて軽く押し洗いして三〇分以上おきます。ぬるま湯でゆすいでも落ちていない時は、植物系のキッチン洗剤を塗り軽く押し洗いして汚れを落とします。

そのあとに「マグちゃん」を入れた水バケツ（目安はダウンジャケット一枚にマグちゃん一個）に押し洗いして三〇分以上おきます。三〇分以上おいたらまた押し洗いを二～三回してから、洗濯機の脱水を軽くかけて陰干しをします。

日陰の自然乾燥後、ダウンジャケットは平坦な状態になります。その後は、軽く乾燥機に三〇分かけます。乾燥機にかける時間は、ダウンジャケットが元の状態にもどるまでかけることです。陰干しの自然乾燥で終了です。ドライマークも同じ方法で洗濯しています。

「マグちゃん」の代わりに「海へ」（一Lぬるま湯で一プッシュ）でも同じようにきれいに洗濯ができます。「マグちゃん」も「海へ」もすすぎの必要がないので、洗う回数が少ないため気軽にできます。ドライクリーニングマークのある衣類やダウンジャケットは石けん系でない方がよいそうです。

アルカリウオッシュ等は毎日使うため、スプレーボトルに五〇〇～八〇〇㎖作り置きして使っています。また、三〇万円～四〇万円位のドラム洗濯機はよく落ちますので洗剤なしで充分洗えます。外出先にマイクロカプセルがついたときは三回ほど水かお湯で軽くゆすいでからドラム洗濯機で洗います。ドラムは少ない水で衣類が傷まないようにやさしく洗ってくれます。全自動の方が水を多く使いますが、強い力でかき回すのでマイクロカプセルの粒が弾けてニオイが強くなる印象があります。洗濯機を使用する前に、手洗いかシャワーで軽く落としてから洗濯する方が落ちやすいです。香害の成分は日々進化しているので落とし方の方法が変わるかもしれません。

汚れがひどくなければ四二度位のお湯に二〇分つけて何もなしで洗濯していますが洗濯機だけでも十分きれいになっています。優れたドラム洗濯機だと、さらによく落ちる、ということは経験からお伝えできます。

「マグちゃん」とは高純度のマグネシウム九九・九％の材料で、水素を含むアルカリイオン水を生成、一五分〜二〇分一回洗うだけでゆすぎの必要はありません。「海へ」は環境破壊ゼロのゆすぎの必要のない洗剤で、自然派に根強い人気があります。

無臭の防虫剤

長年、防虫剤は使っていませんが、冬物の衣類に虫がついたことがありません。厚手の衣類収納の季節になると衣類の防虫剤が気になるのはテレビＣＭによる洗脳と私は判断しています。今まで衣類に虫がついて使えない事があるようでしたら植物由来成分の防虫剤があります。化学物質の無臭の衣類防虫剤は有害性があります。ピレスロイド系殺虫成分、パラジクロロベンゼン、ナフタレン等は有害性があるので、樟脳《しょうのう》成分の衣類の防虫剤の方が安全です。樟脳とはクスノキの匂いの成分のことでカンフルオイルとも呼びます。私は幼少の頃から樟脳が苦手で、CSで苦手な人も多いようです。

CSになる前は、無臭の防虫剤を使っていました。無臭の防虫剤はエンペントリン（ピレスロイド化合物）という有害化学物質が主成分です。防虫剤を取り扱う大手メーカーで一番多く使われている主成分です。現在の住宅事情は高気密化されているので、その中での防虫剤使用は危険です。二〇年前は知識不足で、長年無臭の防虫剤の有害化学物質エンペントリンを吸い込んでいました。

テレビCMで長年親しまれている防虫剤の多くはエンペントリン（ピレスロイド化合物）です。無臭＝安全、なイメージを作り上げています。エンペントリンは、白アリ駆除、犬猫家畜のノミの駆除などに使われている成分です。長年知らないで利用してきたので、CS原因の一つでした。ニオイがあれば避けたのですが、無臭の有害化学物質は落とし穴です。

他に衣類防虫剤でよく使われるものにパラジクロルベンゼンとナフタリンがあります。これらも、頭痛、めまい・全身の怠さ・喉や鼻や目などに刺激がある危険な殺虫剤です。一生において数カ月間の利用であればよいかもしれませんが、衣類防虫剤が必要だと思い込んでいると洋服の多い女性は一生利用してしまいます。

また知人友人が石油系合成洗剤の無臭の洗浄剤や洗剤・柔軟剤や消臭剤を使っています。ニオイがないため安全だと思っているようです。しかしCSの私は苦しく、瞬間で合成洗剤に反応することもありますが、時間が経ってから頭痛や吐き気が出ることがあります。人の生活用品は強制して変えてもらうことができないため、長時間共に過ごさないという方法で調整しています。

長時間自宅にいると体がだるくなるのは建材や家具によるシックハウスだけではなく、無臭の衣類防虫剤や無臭の合成洗剤が原因の可能性もあります。

黒カビ

お風呂から出るとくしゃみが出る人は、黒カビによるアレルギーの可能性があります。お店に通うCSのデータからですが、一部の人が黒カビに反応していました。狭い浴室が温まると室内のカビや浴室の汚れも吸い込みます。私は、浴室の黒カビが目立つようになると反応が出るので早めにとっていますが、時間が経つと黒カビは簡単にはとれません。

お風呂場などの湿度の多いところにできる黒カビは、シックスハウス症候群の原因の一つです。アレルギー症状に関係のある鼻炎、アトピーやぜんそく、鼻アレルギーなどもカビが原因であることが指摘されています。普段の手入れとしては、黒カビの栄養源となる皮脂や石鹸カスを拭き取り、熱いお湯で流すことです。

普段の掃除を怠けて黒カビが出現したら、重曹三に水一の割合でペーストを作り、黒カビに塗りラップをかけて二〜三時間おいてスポンジで落とします。または米ぬかを振りかけてスポンジでこする方法がありますが、重曹や米ぬかで長年の黒カビは完全に取れません。

米ぬかと微生物で作られた洗浄剤「とれる№1」は、キッチンの油汚れもとれます。重曹は刺激があるため使用時はゴム手袋を使いますが、米ぬかは肌によいのでそのまま使えます。トイレ・お風呂・キッチン・冷蔵庫・オーブンなどの家電・家具・床・食器洗いなど、あらゆるところで利用しています。しかし米ぬかは独特のニオイがあるので、この香りが苦手な人は重曹をお勧めします。

化学の除菌消臭

大手メーカー数社のスプレー式の消臭・除菌剤には成分表示がされていません。ファブリーズは二〇一二年に確認した時も二〇二三年の現在も「成分：トウモロコシ由来消臭成分、除菌成分（有機系）、香料」です。除菌・消臭スプレーは、家庭用品品質表示法の対象外のため、洗濯用洗剤や台所洗剤のように細かく成分を表示する義務がないからです。成分表示については厚生労働省が管轄省庁でしたが、二〇一〇年頃に消費者を守る消費者庁に管轄が移行しました。基準などの改正で消費者のために正確な表示がされるのではないか、と期待されましたが現在も相変わらず成分が省略されています。

消臭作用は「トウモロコシ由来消臭成分」と書かれている天然成分で安心してしまいますが、問題は「除菌成分（有機系）」の表示です。除菌作用をしている「除菌成分（有機系）」は、化学物質です。成分が省略されていますが、危険性のある「第四級アンモニウム塩」などが使われています。これは化学物質に弱い人は気分が悪くなる成分です。健康被害が起きる原因は、霧状の薬剤を屋内でスプレーをすると、人が吸い込んでしまうからです。吸い込んだ薬剤は肺から吸収され、肝臓で分解されずに体内を回ります。食べものと一緒に微量の薬剤を飲み込み、胃腸から吸収してしまった場合と比較しますと、毒性が一〇〇～一万倍も強いのです。

イギリスでは消臭スプレーとヘアスプレーについて利用者を対象に研究したところ、これらを使用したことにより病気を引き起こしたという結果が出ています。この研究結果は、イギリスの科学雑誌『ニューサイエンティスト』に発表されて警告されました。

二〇〇二年頃に除菌・消臭スプレーは、ニオイが気になる時にカーテンや寝具用品などに使うという広告では売れませんでした。しかし毎日吹きかけてニオイがつかないようにする、という広告に変えてから売れるようになったそうです。現在も除菌・消臭スプレーを毎日使うことが清潔な習慣であるように繰り返しメディアがＣＭ洗脳しています。

私は、化学成分の除菌・消臭スプレー「ファブリーズ」を家族に階段に一回スプレーされて強いＣＳ症状に苦しみました。頭痛と吐き気が強く、階段全部と壁も水拭きしても収まりませんでした。専門家に相談すると、スプレーをかけた部分は削り取るしかないとのことでした。多量を吹きつけたのかと聞くと、軽くスプレーしただけとのことでした。自宅に入ると気分が悪くなる、廊下は窓全開ですが、簡単には消えてなくなりませんでした。朝、自宅を出てお昼ぐらいまで不快な気分は続き、午後から少し楽になる。夜自宅に戻ると、また頭痛と吐き気が始まる、ということが四日間続き五日目に軽くなりました。

化学成分の除菌・消臭スプレーのHPによる安全性については、赤ちゃんや妊婦さんも大丈夫と書いてあります。私はCS発症する三〇年前から室内や車内の芳香剤・香水を使えないし、石油系の口紅も苦手でつけられなかったので、化学物質に弱かったようです。職場の同僚に「口紅をつけたらいいのに」と何度も言われましたが毎日つけることはできませんでした。

不快なカビなどのニオイは、すべて除菌・消臭スプレーをまくとよい、という意識を刷り込むのはCMです。何も考えずにぼんやりTVのCMを流していると「不快なニオイがしないように毎日除菌・消臭スプレーをまく」と記憶して無意識に利用してしまいます。ネット検索によると、害虫駆除に除菌・消臭スプレーを使うと便利、という書き込みがありました。駆除スプレーだと薬臭いが、除菌・消臭スプレーはよい匂いで、害虫にふきかけると失神するので簡単に処理することができる、とのことでした。合成香料がよい匂いという感覚は個人差がありますが、害虫の動きがとまるのですから強い化学物質が含まれていることの証明です。

日常生活で消臭スプレーを使いたがる家族がいるようでしたら、ファブリーズはやめて天然成分一〇〇％の「ユーカリプタススプレー」※がお勧めです。自然食品店に扱いがある商品です。

参考

小若順一『使うな、危険！』一五六～一五七頁、講談社、二〇〇五年
渡辺雄二『ファブリーズはいらない』緑風出版、二〇一六年

※オーブス（株）〒三九九―九三〇一　長野県北安曇郡白馬村北城一六九五番地一、ＴＥＬ：〇二六一‐七二‐八一七七

おわりに

私は二〇一〇年に食生活を徹底して改善してから、婦人病と原因不明の症状（化学物質過敏症、ＣＳ）が良くなり、二〇一一年にオーガニック専門店を開店しました。その後ＣＳと診断されましたが、体調について不安を持ちながらもフルタイムの労働ができるようになりました。生活環境については自宅リフォームを何度か繰り返した結果、化学物質と電磁波の影響のより少ないセカンドハウスを持つ、という答えを出しました。

食生活は個人の知識と経験で徹底することで理想に近づけますが、未だに困難なのは生活環境です。化学物質も電磁波も年々強くなっているため、逃げ場探しに苦労をします。それでも知恵を絞り、なんとか職場と自宅から遠くない安全地帯を見つけました。長年の経験値による判断で休みの日はセカンドハウスで生活するようになってから、体調が整うようになりました。

化学物質と電磁波を遠ざけるには、自然に囲まれた山や海の環境が最適です。しかし、海の近くや森林に恵まれた地域の山は遊休地が多く、ＣＳに有害なゴミ処理場や携帯基地局やメガソーラーや風力発電が作られる可能性が高いのです。

海の前に有害な施設等が作られることはありませんが、海の前に住んでも周辺に作られる可能性はあります。地震が起こると津波が来るため家屋と命を失う危険があります。

山奥は土地が安いため住宅にお金を賭けることができますが、天災や環境破壊などが起こりCSが住めない環境になることが頻繁に起きています。

自然界となると山か海になりますが、自身が生きるために必要な職場と買い物と移動手段、そして友人知人と遠ざかると、収入と長年の余暇の楽しみを失います。そのバランスが難しいのですが、大都会や住宅街はCSが関わることができない化学物質が蔓延しているので、重症者はもちろんですがCSリフォームをしても生活は難しいです。

自然があり自分に合った生活の場を見つけても、環境の変化が起きて住めなくなる時を想定することも必要です。そのためには資金が必要になりますから、今現在の住居のために全財産を使わないことです。

私の場合は、現在のライフワークと環境と知人・友人を失わずに長く生活するために海の前にしました。自宅や主要駅から三〇分で到着の地元リゾート地で、ベランダの前は海ですが反対側は住宅街でJR駅やバス停は徒歩二分、生活に必要なものは全て揃う場所で気に入っています。

オーガニックの仕事のため汚染された食品は食べることはなく、海の前の生活は体にも心にもよく体調は安定しています。年齢による様々な機能低下は止めることはできませんが、食と環境による汚染物質から離れる時間があると活動できる時間は伸びます。

現在の日本に広がらない「食の負の情報」を伝えることは、常に孤独な戦いです。環境問題はメディアで取り上げられる機会が増えましたが、食の汚染問題は残念ながら広がっていません。現代病の原因は食と環境の化学物質汚染です。食と環境を森にたとえた場合、森の木に当たる最近の問題に、プラスチック・ＧＭＯ（遺伝子組み換え食品）・ゲノム編集・ＰＦＡＳ（ピーファス）・香害（合成洗剤や消臭剤の香料）があります。これらはＣＳの人達に有害なもので、なるべく避けるというレベルのものではなく、絶対に関わってはいけないものです。

国の行政機関の間違った選択で、食と環境の汚染が広がりました。個人と企業と民間団体が賢く正しい知識を持たないと私達と地球の未来はありません。思考しないでテレビや新聞やＳＮＳ等のメディアを受信していると、間違った知識と意識を持ちます。普通の生活に氾濫する情報に疑問を持ち社会の裏側を読み取り、個人が賢いジャーナリストになることにより、現代病（環境病、生活習慣病）は遠ざけることができると私は考えています。

「食と環境の汚染の結果であるＣＳという病気」と今後も向き合い、便利ですがＣＳの原因である化学物質とどのように共存するのかを、今後も考察していきます。

藤田　良美

書類提出の活動をしましたが、事務局と看護師で理解していた人はいませんでした。書類は医師にまで通達しませんでしたが、引き続き理解を求める活動を進めています。

2022年1月　浜松CSの会の医療関係の会員が、月刊保団連（全国約10万人の開業医、勤務医が加入する全国保険医協会の月刊誌）や静岡保険医新聞に香害についての投書をしました。静岡県保険医協会の担当者が関心を持ち、静岡県の医師を対象にした角田和彦医師による『香害について、香りの陰に潜む有害化学物質イソシアネートのアレルギーが増えている』オンラインセミナーが行われました。また、月刊保団連にCS特集の記事が掲載されました。

2022年5月　浜松CSの会と磐田市クレッシェンドの活動により、浜松市西部運転免許センターにて免許の更新の時にCSは個別の部屋で講習が受けられるようになりました。

2022年5月　浜松CSの会の働きかけと2021年磐田市CS活動の働きかけにより、免許の更新の時にCSは浜松市西部運転免許センターで個別の部屋で講習が受けられるようになりました。

2022年10月　（株）たま屋の寄付による消費者庁と静岡県の制作したポスターをA4裏表チラシに印刷1,000枚配布、2023年3月再印刷3,000枚配布。その他常時会員が自主的に知人友人や地元企業等にCS問題を伝える活動を継続中。

2023年5月　浜松市へ「化学物質過敏症についての陳述書」を提出しました。

営業時間：AM 10：30 ～ PM 6：30
※ CS が必要な食品・日用品・雑貨・衣類を揃えています。カタログとネットショップでの販売。ブログ・HP 有。

●**オーサワジャパン（株）**
〒 153-0043 東京都目黒区東山 3-1-6
リマ通販 TEL：0120-328-515
※有機栽培（オーガニック優先）、食品添加物不使用、遺伝子組み換え食品不使用。全国の自然食品店で取扱い有。東京の池尻大橋に直営店有。HP・ネットショップ有。

●**ムソー（株）**
〒 540-0021 大阪市中央区大手通 2 丁目 2 番 7 号
TEL：06-6945-0511
※全国の自然食品店で取扱い有。東京都と大阪市に直営店有。HP・ネットショップ「ムスビ倶楽部」有。

【浜松化学物質過敏症の会活動】

2017 年 10 月	（株）たま屋の寄付による A4 裏表チラシ「CS を知ってください」1,000 枚配布。
2019 年 9 月	CS 活動に関心の高い会員が集まり CS の理解を広げる DVD「カナリアからのメッセージ（シャボン玉制作）」30 分の上映と情報交換を行いました。
2019 年 12 月	CS の理解を市に要請しました。市議会議員の協力等を得て浜松市保健所 HP に CS についての理解のお願いが掲載されました。
2020 年 3 月	浜松 CS の会の会員が新聞社へ働きかけたことにより、浜松 CS の会の活動の新聞取材・テレビ取材を受けました。
2020 年 3 月	浜松 CS の会代表と会員が『CS セミナー』を 2 回開催しました。新聞取材を 3 社より受けました。
2021 年 1 月	市内の総合病院全てに化学物質過敏症の理解を求める

TEL：045-331-5310・FAX：045-331-5806

【建材や資材の販売、有料住宅相談】

●パハロカンパーナ自然住宅研究所

〒601-0536 京都市右京区京北塩田町椎ノ川原 11-2

TEL：075-854-0164　FAX075-854-1241

※CS患者専用の空気清浄機、CS・シックハウス対応の建材や資材、ケミカルバリアシート、紙deサンド等の販売、シックハウス症候群・CSの有料住宅相談。

【無料相談　TEL：FAX、手紙】

●化学物質過敏症支援センター

〒231-0006 神奈川県横浜市中区南仲通 4－39 石橋ビル 5 階

水・金曜日 10 時〜 12 時 30 分／ 13 時 30 分〜 16 時（祝日を除く）

TEL：045-663-8545　FAX：045-222-0686

【自然食品店、自然食品メーカー】

●ナチュラル・ハーモニー

〒224-0003 神奈川県横浜市都筑区中川中央 1-25-1 ノースポート・モール B2F

TEL：045-914-7505（11：00 〜 20：00　年末年始を除き年中無休）

※自然栽培原材料・無添加・遺伝子組み換えなし・放射能検査済のPB商品有。一部の自然食品店で取扱い有。横浜市都築区に店舗有。HP・オンラインストア有。

●オーガニックたま屋、浜松CSの会

〒430-0811　静岡県浜松市中区名塚町 188-3

TEL：・FAX：053-443-9193

定休日：火・水曜日、臨時休業あり

〒780-8507 高知県高知市朝倉西町1丁目2番25号
TEL：088-844-3111
※保険適応。

●百万遍《ひゃくまんべん》クリニック「シックハウス外来」（内山巌雄医師）
〒606-8225 京都市左京区田中門前町103-5 京都パストゥール研究所ビル1F
TEL：075-791-8202
※詳細は電話、第3週土曜日午前中のみ、新患は要予約。

●渡辺一彦小児科医院（渡辺一彦医師）
〒003-0026 北海道札幌市白石区本通1丁目南1-13
TEL：011-865-8688
※休診日：木曜・日曜・祝日、HP有。

●札幌でむら小児クリニック（出村守医師）
〒003-0805 札幌市白石区菊水5条2丁目2-5 ふじビル2F
TEL：011-826-5525
休診日：水曜日・日曜日・祝祭日
※保険適応、HP有。

※順不同2023年6月の情報

【住宅、リフォーム（遠方は対応不可）】

●静岡県浜松市周辺にお住まいの人
新築注文住宅・リフォームを原価公開システム(完全直営方式)で行う、一級建築士事務所　ＯＮＥＮＥＳＳ設計企画株式会社
〒430-0812 静岡県浜松市南区本郷町1308-14
TEL：053-545-9111　FAX053-545-9110

●神奈川県横浜市周辺にお住まいの人
化学物質・電磁波・シックハウスに徹底的にこだわる建築
磯﨑工務店
〒240-0022 神奈川県横浜市保土ヶ谷区西久保町10

化学物質過敏症（CS）の資料

【診察ができる病院】

●日野厚生クリニック（坂部貢医師）
〒191-0012　東京都日野市日野1321-2階
TEL：.042-506-2130
診療日：予約制、お問い合わせください。
※保険適応、必要により診断書が出ます。HP有。

●京橋クリニック（山崎明男医師）
〒104-0031 東京都中央区京橋2丁目5－22キムラヤビル1F・2F
TEL：03-3563-5011
休診日：土曜日・日曜日・祝日。※保険適応。HP有。

●ホスメック・クリニック（三好基晴医師）
〒252-0813 神奈川県藤沢市亀井野1-31-5
TEL：0466-84-0425 携帯電話 080-9546-8528
※自費治療、必要により化学物質過敏症診断書が出ます。往診可能。

●ふくずみアレルギー科（吹角隆之医師）
〒540-0012 大阪府大阪市中央区谷町1丁目5－6サンユー天満橋ビル4階
TEL：FAX：06-6940-2702　FAX：06-6940-2703
※休診日：FAX：月・木・日・祝
※診察については電話問合せ、HP有。

●かくたこども＆アレルギークリニック（角田和彦医師）
〒985-0873 宮城県多賀城市中央1丁目16番地8号
TEL：022-368-7717　FAX：022-389-0723
※休診日：日曜日・祭日、予約制、HP有。

●国立病院機構高知病院　化学物質過敏症外来（小倉英郎医師）

[著者略歴]

藤田良美（ふじたよしみ）
○1961年静岡県浜松市生まれ。多摩美術大学大学院美術研究科芸術学修了。学芸員資格。
○株式会社たま屋代表取締役、浜松化学物質過敏症の会代表、グラフィックデザイナー、美術講師、アーティスト。
○日本デザイン学会会員、日本環境化学会会員、ペシャワール会会員。
○共著（マネジメント本）『ナイン・センス9つの思考空間』静岡学術出版。

デザインオフィス・印刷会社・広告代理店を10年間勤務した後、1995年よりフリーランスになりました。アーティスト活動を続けながら週1日美術講師を務め、凸版印刷（株）のデザイン業務、地元企業のデザインマネジメント・ライティング・カメラワークで成果をあげて「描く・書く・撮るデザイナー」として、長年地元の企業に重宝されています。

2008年婦人病は改善していましたが、原因不明の症状に悩まされました。遊具デザインの仕事で現場の打合せができない（FRP・有機溶剤）、今まで使えていた画材道具が使えなくなる、携帯電話が苦しい等です。後に専門医を受診して、化学物質過敏症と電磁波過敏症の症状であったことが判明しました。2015年に化学物質過敏症の診断書が出されました。

2011年10月より、新規事業オーガニック業務を機に法人となり「オーガニックたま屋」を開店しました。店ではアレルギー疾患や化学物質過敏症の人が使える商品を取り揃えています。また取引先メーカーの協力を得ながらオーガニックの研究を継続、はまぞうブログ「オーガニックたま屋」で安全な食品の情報を発信しています。

2017年「浜松化学物質過敏症の会」を設立、市内の化学物質過敏症の認知活動を主としています。

化学物質過敏症《かがくぶっしつかびんしょう》の原因《げんいん》と対策《たいさく》

2023年7月31日　初版第1刷発行　　定価2000円＋税

著　者　藤田良美©
発行者　高須次郎
発行所　緑風出版
〒113-0033東京都文京区本郷2-17-5　ツイン壱岐坂
［電話］03-3812-9420　［FAX］03-3812-7262［郵便振替］00100-9-30776
［E-mail］info@ryokufu.com［URL］http：//www.ryokufu.com/

装　幀　斎藤あかね
制　作　R 企 画　　印　刷　中央精版印刷
製　本　中央精版印刷　　用　紙　中央精版印刷　　E1200

ISBN978-4-8461-2307-9　C0036

危ないリニア新幹線

リニア・市民ネット編著

四六判上製
三〇四頁
２４００円

ＪＲ東海によるリニア中央新幹線計画は、リニア特有の電磁波の健康影響問題や、中央構造線のトンネル貫通の危険性、地震の時の安全対策など問題が山積だ。本書は、問題点を、専門家が詳しく分析し、リニア中央新幹線の必要性を考える。

隠された携帯基地局公害

九州携帯電話中継塔裁判の記録

九州中継塔裁判の記録編集委員会著

四六判並製
三〇四頁
２２００円

全国至る所に中継塔の設置が相次いでいる中、九州各地で、携帯電話中継塔の撤去を求めて８つの裁判が提起された。その経過と特徴並びにその到達点と今後の課題を、裁判を担当した弁護士らが報告。また当事者の思いをまとめた書である。

電磁波過敏症

大久保貞利著

四六判並製
二一六頁
１７００円

世界で最も権威のある電磁波過敏症治療施設、米国のダラス環境医学センターを訪問し、過敏症患者に接した体験をもとに、電磁波過敏症について、やさしく、丁寧に解説。誰もがかかる可能性のある過敏症を知る上で、貴重な本だ。

プロブレムQ&Aシリーズ

危ない携帯電話［**増補改訂版**］

［それでもあなたは使うの？］

荻野晃也著

Ａ５判変並製
二三二頁
１９００円

携帯電話が爆発的に普及している。しかし、携帯電話の高周波の電磁場は電子レンジに頭を突っ込んでいるほど強いもので、脳腫瘍の危険が極めて高い。本書は、政府や電話会社が否定し続けている携帯電話と電波塔の危険を解説。

健康を脅かす電磁波

荻野晃也著

四六判並製
二七六頁
１８００円

電磁波による影響には、白血病・脳腫瘍・乳ガン・肺ガン・アルツハイマー病が報告されています。にもかかわらず日本ほど電磁波が問題視されていない国はありません。本書は、健康を脅かす電磁波問題を、その第一人者がやさしく解説。